Kohlhammer

Maren Bey

Geriatrische Rehabilitation

Leitfaden für die Pflegepraxis

Verlag W. Kohlhammer

Dieses Werk einschließlich aller seiner Teile ist urheberrechtlich geschützt. Jede Verwendung außerhalb der engen Grenzen des Urheberrechts ist ohne Zustimmung des Verlags unzulässig und strafbar. Das gilt insbesondere für Vervielfältigungen, Übersetzungen, Mikroverfilmungen und für die Einspeicherung und Verarbeitung in elektronischen Systemen.

Die Wiedergabe von Warenbezeichnungen, Handelsnamen und sonstigen Kennzeichen in diesem Buch berechtigt nicht zu der Annahme, dass diese von jedermann frei benutzt werden dürfen. Vielmehr kann es sich auch dann um eingetragene Warenzeichen oder sonstige geschützte Kennzeichen handeln, wenn sie nicht eigens als solche gekennzeichnet sind.

1. Auflage 2011

Alle Rechte vorbehalten
© 2011 W. Kohlhammer GmbH Stuttgart
Umschlag: Gestaltungskonzept Peter Horlacher
Umschlagabbildung: © Andrew Gentry, fotolia.com
Gesamtherstellung:
W. Kohlhammer Druckerei GmbH + Co. KG, Stuttgart
Printed in Germany

ISBN 978-3-17-020738-7

Inhalt

Geleitwort 7

Einführung 9

1 Was ist Rehabilitation? 11

2 Geriatrie 12
   Geriatrische Rehabilitation im interdisziplinären Team . 14
      Aufgaben der Teammitglieder 14

3 Ziel der Geriatrischen Rehabilitation 20
3.1 Gesundheit 20
3.2 Soziales Umfeld 20
3.3 Sozioökonomischer Zustand 21

4 Pflegerische Aufgaben bei der rehabilitativen
  Behandlung 22

5 Problemfelder der Geriatrischen Rehabilitation 24
5.1 Bewegungseinschränkungen 24
    5.1.1 Einschränkungen bei Fraktur nach Sturz 24
    5.1.2 Einschränkungen durch Lähmungen 35
    5.1.3 Einschränkungen durch das Parkinson-
          Syndrom 51
5.2 Rehabilitation von Patienten mit Einschränkungen
    im Herz- und Lungenbereich 61
    5.2.1 Erkrankungen mit Atemstörungen 61
    5.2.2 Erkrankungen des Herzens 62
    5.2.3 Maßnahmen der pflegerischen Rehabilitation . 63
5.3 Rehabilitation von Patienten mit einer
    Kontinenzstörung 66
    5.3.1 Symptome einer Blasenentleerungsstörung
          (Harninkontinenz) 67
    5.3.2 Problematiken mit dem Stuhlgang 76

5.4		Rehabilitation bei Seh- und Hörstörungen	81
	5.4.1	Folgen einer Sehbehinderung	82
	5.4.2	Ursachen einer Sehbehinderung	82
	5.4.3	Maßnahmen der Rehabilitation	84
	5.4.4	Folgen einer Hörbehinderung	91
	5.4.5	Ursachen einer Hörbehinderung	91
	5.4.6	Maßnahmen der Rehabilitation	92
5.5		Rehabilitation bei Ernährungsproblemen	95
	5.5.1	Ursachen der Ernährungsstörungen	95
	5.5.2	Folgen der Ernährungsstörung	97
	5.5.3	Maßnahmen der Rehabilitation von Ernährungsstörungen	97

Literatur 101

Stichwortverzeichnis 103

Geleitwort

Der demografische Wandel wird zu einer deutlich höheren Nachfrage an Geriatrischer Rehabilitation führen. Es ist zu erwarten, dass bis zum Jahr 2020 die Zahl der Schlaganfallerkrankungen und der häufigsten alterstraumatologischen Verletzungen um mehr als 40 % ansteigen wird. Geriatrische Rehabilitation ist zwingend erforderlich, um Pflegebedürftigkeit zu vermeiden bzw. zu reduzieren. Erst langsam begreift die Öffentlichkeit, dass die Pflege- und Krankheitslast bei Verzicht auf Geriatrische Rehabilitation in immer größerem Umfang von den Familien und den Betroffenen getragen werden muss.

Der Erfolg der Geriatrischen Rehabilitation wird ganz wesentlich von der Pflege erzielt. Neben den ausdifferenzierten pflegespezifischen Tätigkeiten, der Anleitung zur Selbstversorgung und wichtiger präventiver Handlung sind die Mitarbeiter zunehmend auch transdisziplinär gefordert. Dies setzt neben dem eigenen Handlungswissen auch ein Verständnis der Prozesse der anderen Berufsgruppen voraus. Der Erfolg der interdisziplinären Zusammenarbeit ist das Produkt der Wertschätzung anderer und einer zielorientierten Kommunikation.

Die Autorin arbeitet seit vielen Jahren in der Geriatrischen Rehabilitation. Sie ist in der Ausbildung, Fortbildung und Weiterbildung tätig. Die profunde Kenntnis der verschiedenen Bereiche ist im Text überall nachzuvollziehen. Es ist ihr gelungen, ein stets interessantes und innovatives Buch zu schreiben.

Dr. Clemens Becker
Chefarzt der Klinik für Geriatrische Rehabilitation
Robert-Bosch-Krankenhaus Stuttgart

Einführung

Geriatrische Rehabilitation rückt heute immer mehr in den Fokus der Gesellschaft. Die Gründe hierfür liegen in der demografischen Entwicklung durch den medizinischen Fortschritt, die Anzahl der Alten, Betagten und Hochbetagten nimmt stetig zu. Unsere Gesellschaft kann dies schon allein aus wirtschaftlichen Gründen nicht außer Acht lassen. Die Zusammensetzung der Bevölkerung verschiebt sich. Laut Statistik wird bis zum Jahr 2050 die Anzahl der 65-Jährigen von heute 19,8 % auf ca. 31,8 % steigen. Die Anzahl der Hochbetagten (80+) verdreifacht sich in diesem Zeitraum auf 14–15 %. Im Jahr 2050 wird damit gerechnet, dass die 60-Jährigen den größten Anteil in der Bevölkerung stellen und dass die Anzahl der über 80-Jährigen größer ist als die Anzahl der Neugeborenen. Nach Angaben des Bundesministeriums des Inneren haben wir derzeit einen Altersquotienten von 45 Personen im Generationenvertrag, das heißt, dass 100 Erwerbstätige 45 Rentner finanzieren.
Für das Jahr 2030 lautet die Prognose: 100 Erwerbstätige finanzieren 75 Rentner. Zusätzlich verändert sich die soziale Situation der Menschen. Schon heute ist ein Drittel der Bevölkerung unverheiratet, hier sind nur die über 35-Jährigen gezählt. 30 % aller Ehen werden geschieden. Was dazu führt dass der Anteil der Alleinlebenden kontinuierlich steigt und die Formen des Zusammenlebens sich verändern. Die Zentralisierung der Arbeitsplätze fordert eine größer werdende Ballung des Wohnraumes. Die Drei-Generationen-Wohngemeinschaft verschwindet. Selbst die Zwei-Generationen-Gemeinschaft wird seltener. Die Folge dieser Problematik, ist die deutlich geringere Unterstützung in personeller und finanzieller Form des älteren Menschen.
Wo früher das Umverteilen der Arbeiten altersgerecht von selbst passierte, müssen heute Pflegedienste, Nachbarschaftshilfe, Essen auf Rädern und später Pflegeheime eintreten. Dies alles verursacht Kosten, die nicht nur den Einzelnen etwas angehen sondern die ganze Gesellschaft. Wir alle gemeinsam verändern die Rolle des alten Menschen in unserer Gesellschaft.
Die Rolle des Unterstützers im Haus, auf dem Hof, bei der Kinderversorgung kommt den alten Menschen heute kaum noch zu. Entweder wohnen sie zu weit entfernt oder Maschinen und Institutionen, wie z. B. Ganztagsschulen übernehmen ihre bisherigen Aufgaben. Der alte Mensch wird ins Abseits gedrückt, weil er nicht mehr „schnell genug" reagiert, nicht mehr kräftig genug ist oder nicht mehr sicher ist in den Bewegungsabläufen. Tagtäglich konfrontiert er uns mit unseren eigenen Ängsten vor Krankheit, Verlust der Selbstständigkeit und dem nahen Lebensende und verursacht uns Kosten!

Warum verzichten wir leichtfertig auf das Wissen und die Erfahrung der älteren Menschen? Und wie steht es mit unserer sozialen Verantwortung ihnen gegenüber? Was bedeutet uns der Generationenvertrag? Mit welcher Berechtigung erlauben wir uns die Aussage „Der Alte Mensch ist ein Nutzloser Kostenfaktor"?

Wir können nicht wissen, ob all unsere jungen Ideen wirklich richtig und gut sind. Es liegt an uns, aufzuzeigen wie wichtig uns unsere alten Menschen sind und wir sollten nicht aus den Augen verlieren, dass auch wir einmal in dieses Alter kommen mit vielleicht denselben Erkrankungen und Gebrechen.

1 Was ist Rehabilitation?

Der Begriff Rehabilitation wird übersetzt als *Wiederherstellung* und zeigt den Wunsch auf, einen Menschen wieder in seinen vorherigen körperlichen, geistigen, seelischen und sozialen Zustand zu versetzen. In der Medizin bezeichnet die Rehabilitation den Einsatz und die Wirkung von Maßnahmen mit dem Ziel, die körperlichen, psychischen und sozialen Folgen einer Behinderung oder Einschränkung auf ein Minimum zu beschränken.
Im Sozial- und Arbeitsleben versteht man darunter die Wiedereingliederung in den Alltag oder Beruf.
Im Politischen bedeutet Rehabilitation die Wiederherstellung von Ruf oder Ansehen einer Person oder Gruppe.
Die Medizinische Rehabilitation versucht einen entstandenen Schaden zu beseitigen (Schluckbeschwerden), zu mildern (pürierte Kost zu sich nehmen können) oder dessen Folgen zu vorzubeugen oder zu beseitigen (Magensonde legen um einer Unterernährung vorzubeugen). Hierfür gibt es Reha-Kliniken oder ambulante Reha-Maßnahmen, die allen Menschen gesetzlich zustehen – auch Menschen Erwerbsalter sind.
Aus diesem Grund gibt es inzwischen unterschiedlich spezialisierte Einrichtungen
- für Kinder und Jugendliche,
- für noch Erwerbstätige,
- für ältere Menschen.

Zusätzlich erfolgt die Unterscheidung anhand von Krankheitsgruppen in entsprechende klinische Gebiete wie z. B. Neurologie, Orthopädie, Suchterkrankungen oder Geriatrie.

2 Geriatrie

Die Geriatrie befasst sich mit den Alterungsprozessen des Menschen unter diagnostischen, therapeutischen, präventiven und rehabilitativen Aspekten. Als geriatrischer Patient wird ein Mensch bezeichnet, dessen Mindestalter 68 Jahre beträgt und der unter einer Multimorbidität leidet. Typische Indikationen sind Schlaganfälle, neurologische Erkrankungen wie Parkinson, Erkrankungen des Bewegungsapparates, Gefäßerkrankungen mit und ohne Amputation, Wundheilungsstörungen, verzögerte Rekonvaleszenz nach größeren Operationen, Mehrfachmedikation, herabgesetzte Medikamententoleranz und häufige Krankenhausbehandlung (Drehtüreffekt). Hinzu kommen in den meisten Fällen Komplikationen durch kognitive Störungen (Demenz, Durchgangssyndrom), psychische Erkrankungen (Depression, Ängste), Inkontinenz, Sensibilitätsstörungen, Seh- und Hörbehinderungen, Schwindel, Fehl- und Mangelernährung sowie Störungen des Flüssigkeits- und Elektrolythaushaltes.

Obwohl es die Geriatrie seit 1980 in Deutschland gibt, ist sie heute noch immer weitgehend unbekannt in der Bevölkerung. Viele können schon das Wort nicht mit Inhalt füllen. Obwohl in Deutschland inzwischen flächendeckend Geriatrien vorhanden sind, gibt es noch immer Ärzte, die nicht wissen, welche Patientenklientel in der Geriatrie richtig aufgehoben wäre. Hinzu kommt die nötige Antragstellung zur Aufnahme in die Geriatrische Rehabilitation.

Sehr viele ältere Menschen werden aus diesen Gründen weiterhin nach einer akuten Erkrankung oder nach einer schleichenden Verschlechterung in ein Pflegeheim eingewiesen. Die Möglichkeit einer Rehabilitation wird ihnen oftmals aufgrund von Unwissenheit vorenthalten. Dabei steht ihnen die Finanzierung einer Rehabilitation sogar gesetzlich zu, sie ist im SGB V und XI festgelegt. Der Anspruch auf Finanzierung regelt sich über die Krankenkassen, Pflegeversicherung und Sozialhilfe.

Rechtsanspruch — Die Soziale Pflegeversicherung regelt im §5 SGB XI den Vorrang von Prävention und medizinischer Rehabilitation sowie die Finanzierung durch den Leistungsträger. In §31 SGB XI wird die „Rehabilitation vor Pflege" deutlich festgelegt.

Seit Juni 2001 gibt es das SGB IX, das die Rehabilitation und Teilhabe behinderter Menschen festschreibt. Geregelt werden die selbstbestimmte Teilhabe am gesellschaftlichen Leben und die Beseitigung der Hindernisse für deren Umsetzung. Es macht deutlich, dass es ein selbstverständliches Bürgerrecht ist, ein selbstbestimmtes und selbstverantwortliches Leben zu führen, auch als behinderter Mensch.

Die geriatrischen Kliniken lassen sich in drei Formen unterteilen: *Geriatrische Kliniken*
Die *Akutgeriatrie* kümmert sich nur um die akute medizinische Versorgung des Patienten. Es steht die diagnostisch-therapeutische Versorgung im Vordergrund.
Die *rehabilitative Geriatrie* ist eine rein auf Rehabilitation ausgerichtete Klinik, die keine weitere Diagnostik anbietet.
Zusätzlich existiert die gemischte Form, das *geriatrische Fachkrankenhaus* mit Aufnahmestation und Rehabilitationsstationen. Diese Einrichtung ermöglicht eine gezielte, patientengerechte, kompetente Beurteilung des geriatrischen Patienten und kann einen lückenlosen Übergang in die Rehabilitation gewährleisten. Beurteilung, Therapie und Rehabilitation liegen in einer Hand.
Derzeit muss eine geriatrische Rehabilitation, die in einer Institution durchgeführt werden soll, genehmigt werden. Der behandelnde Arzt – in der Regel der Hausarzt oder der Stationsarzt in der Akutklinik – stellt einen begründeten Antrag bei der Krankenkasse. Es ist durchaus möglich, direkt von zuhause eine Behandlung in der rehabilitativen Geriatrie aufzunehmen, es muss nicht zwingend eine akute Erkrankung vorgelegen haben. Selbst wenn eine Behandlung abgelehnt wird, besteht die Möglichkeit eine Rehabilitation einzuklagen. In der Regel wird eine Dauer von 20 bis 21 Tagen genehmigt. In vielen Fällen reicht dieser Zeitrahmen jedoch nicht aus. Eine weitere Therapie wäre sinnvoll, da bereits Verbesserungen erzielt wurden. Sollte dies der Fall sein, so kann die Klinik einen begründeten Verlängerungsantrag stellen, wodurch oft weitere 7 bis 14 Tage Behandlung ermöglicht werden.

Sollte der grundsätzliche oder der Verlängerungsantrag abgelehnt werden, bleibt noch die Möglichkeit eines Widerspruchs oder auch die Eingabe beim Sozialgericht. Die Kriterien für die Behandelbarkeit bzw. die Aufnahme in den Kliniken sind sehr vielfältig. *Aufnahmekriterien*

- Der Patient muss die Rehabilitation selbst wollen, sein eigener Versorgungsanspruch muss geklärt sein.
- Die körperliche Möglichkeit sollte gegeben sein. Zum Beispiel sollte die kardiologische Leistungsmöglichkeit steigerungsfähig sein, eine Fraktur oder ein Gelenkersatz belastbar, ein Stumpf bereits verheilt, wenn es darum geht eine Prothese anzupassen und laufen zu lernen. Ist eine Versorgung mit einer Prothese nicht vorgesehen, so kann der Patient bereits vorher zur Reha kommen, da seine Zielsetzung dann eher beim Transfer oder dem einbeinigen Fortbewegen liegt.
- Kognitive Leistungsmöglichkeiten sollten vorhanden sein. Grundsätzlich ist immer die Zielsetzung an die Möglichkeiten des Menschen anzupassen. Hat der Patient allerdings geringe medizinische Probleme, so ist es oft möglich seine Selbstständigkeit auch in seiner häuslichen Umgebung zu fördern und sogar wieder herzustellen. Dies erfordert dann wie in den Institutionen eine genau abgesprochene Zielsetzung und eine gute Kooperation aller Beteiligten.

Geriatrische Rehabilitation im interdisziplinären Team

Nur durch eine gute Zusammenarbeit im interdisziplinären Team ist es möglich, eine sinnvolle und gelungene Rehabilitation zu erreichen. Zu diesem Team gehören alle Personen, die dazu beitragen können, dass der geriatrische Patient seine Ziele erreichen kann: der Patient selbst, der behandelnde Arzt, Hausarzt, Angehörige, Pflegende, Sozialarbeiter, Logopäden, Ergotherapeuten, Physiotherapeuten, Neuropsychologen, Ernährungsberater, Kontinenzberater, Seelsorger.
Der Patient steht hierbei im Mittelpunkt. Das heißt, *er* bestimmt die Ziele. Das ist besonders schwer von seinem Umfeld zu akzeptieren, da jeder Mensch andere Vorstellungen von einem ausgefüllten Leben hat. Sehr oft kommt es vor, dass der ältere Mensch seine Bedürfnisse bereits auf ein Minimum reduziert hat. Er möchte sich gerne pflegen lassen und eigentlich nur laufen lernen und nicht mehr seine Körperpflege selbst übernehmen. Hier ist es dann die Aufgabe der Pflege, seinen Wunsch zu erkennen und ihn zu akzeptieren. In diesen Fällen ist es wichtig, mit dem Patienten seine erkennbaren Möglichkeiten offen zu besprechen und seine Beweggründe für die Ablehnung seiner Eigenständigkeit herauszuarbeiten. Die klare Kommunikation führt zu einer deutlich besseren Rehabilitation und beugt Missverständnissen vor.

Kommunikation

Um für alle Teammitglieder die Ziele ihrer Arbeit deutlich zu machen, ist es sinnvoll, sich jede Woche intensiv mit jedem Patienten auseinanderzusetzen, das heißt, jedes Mitglied berichtet über seine Diagnose, Behandlungswege, Erfolge. Gemeinsam werden dann die neuen Ziele festgelegt. Hilfreich ist ein kurzes Treffen am Morgen, um besondere Ereignisse weiterzugeben, die die Behandlung beeinflussen könnten.

Aufgaben der Teammitglieder

Arzt

Ihm obliegt die gesamte Verantwortung für den Aufenthalt des Patienten und somit die Leitung des therapeutischen Teams. Er übernimmt in der Regel die Moderation und führt die einzelnen Mitglieder zusammen. Er für alle medizinischen Belange des Patienten verantwortlich. Er gibt die Belastbarkeit vor, ordnet Diagnostik an, entscheidet über notwendige Therapien.

Pflege

Die Pflege ist der zentrale Sammelpunkt, sie kümmert sich 24 Stunden um die Patienten und organisiert den Aufenthalt. Sie weiß, wo der Patient sich befindet und bündelt alle Informationen. Sie verständigt die Therapeuten über die Möglichkeit, des Patienten an der Therapie teil zu nehmen.

Die Pflege muss die Grundlagen für die Therapiefähigkeit des Patienten schaffen. Zum Beispiel kann ein verstopfter Patient nicht an seinem Transfer arbeiten, wenn ihm der Bauch schmerzt. Die grundlegenden Bedürfnisse des Menschen müssen erst erfüllt oder befriedigt sein, bevor eine Therapie beginnen kann. Um sie zu erkennen, braucht die Pflege eine Anamnese, die aus einer guten Beobachtung resultiert. In vielen Fällen entdeckt erst die Pflege die Problematiken, die zu einer bestimmten Therapie führen. Zum Beispiel ziehen Patienten oft einfach keine Strümpfe an, weil sie diese nicht anziehen *können*. Einige Patienten geben ihre Probleme nicht gerne zu, sodass niemand auf Anhieb auf die Idee kommt, dass sie ein Problem haben. Wenn Patienten sehr stark eingeschränkt, sind reduziert sich die Therapie. Sie können die Grundpflege nicht selbst durchführen, da sie die Belastung derzeit nicht aushalten. Bei diesen Patienten geht es erst einmal darum, die Belastbarkeit einzuschätzen und die Grundbedürfnisse wie Nahrungsaufnahme, Kontaktaufnahme und Sauberkeit zu befriedigen.

Therapiefähigkeit

Ist der Patient dann in der Lage an anderen Therapieeinheiten teilzunehmen, ändert sich der Pflegeauftrag. Jetzt versucht die Pflegekraft die in der Therapie erlernten Bewegungen und Verhaltensmuster in den Alltag zu übertragen. Das heißt z. B. das hüftschonende Bücken beim Anziehen einzuüben. Es wird dem Patienten nicht mehr das Anziehen abgenommen, sondern er wird angeleitet sich selbst anzuziehen.

Hinzu kommt die Aufgabe Gespräche zu führen. Zunächst mit dem Patienten zu dessen Krankheitsbewältigung, dann intensiv mit dessen Angehörigen, damit ein Verstehen der Erkrankung und der Auswirkungen erreicht wird. Die Angehörigen werden von den Pflegenden angeleitet, wenn nach der Reha weiterhin Hilfestellungen oder die Übernahme von Tätigkeiten nötig sind.

Einen weiteren wichtigen Tätigkeitsschwerpunkt hat die Pflege in der Beratung und Vorsorge. Sie kennt den Patienten durch den intensiven Kontakt inzwischen am besten und kann abschätzen, welche Gewohnheiten oder Vorlieben z. B. in der Ernährung für ihn von Vorteil oder Nachteil sind und wie sie am besten für seine Vorsorge zu nutzen sind. (Ein unterernährter Mensch, der nicht gern Süßes isst, wird nicht freiwillig ein Stück Sahnetorte zu sich nehmen, vielleicht schmeckt ihm jedoch ein Stück fetter Speck.) Auch in der Sturzprophylaxe ist das Wissen um bestimmte Verhaltensmuster, wie z. B. das nächtliche Aufstehen, sehr wichtig.

Beratung und Vorsorge

Die Beobachtung des Patienten ist eine der größten Aufgaben der Pflege und mit der Dokumentation verbunden. Um bei einem Parkinson-Patienten eine für ihn sinnvolle medikamentöse Einstellung zu erreichen, braucht es eine sehr exakte Überwachung über 24 Stunden, die gut dokumentiert ist. Das ist notwendig, da es vorkommen kann, dass Übungen, Medikamente oder andere zur Förderung der Rehabilitation eingesetzte Dinge nicht den gewünschten Erfolg zeigen, sondern im Gegenteil sogar manchmal einen Schaden anrichten.

Beobachtung und Dokumentation

Krankengymnastik (Physiotherapie)

Sie ist für die Diagnostik und Behandlung der mobilitätseinschränkenden Störungen im weitesten Sinne zuständig. Die Krankengymnastik diagnostiziert als erste Handlung die Bewegungseinschränkungen und legt fest, welches Hilfsmittel derzeit am besten geeignet ist. Das Hilfsmittel wird dann dem Patienten angepasst und der Umgang mit ihm eingeübt. Weiter werden mit in der Physiotherapie alle nötigen Bewegungsmuster erarbeitet, die der Patient verloren hat oder ändern muss,. Häufig erfolgt im Laufe der Therapien ein Wechsel der Hilfsmittel, die dann jedes Mal wieder angepasst und die Bewegungsmuster neu erarbeitet werden müssen.

Bei einem beinamputierten Patienten zum Beispiel werden meistens erst ein Rollstuhl, dann ein Gehbock, dann Unterarmgehstöcke und im günstigsten Fall als letztes der Handstock eingesetzt. Bei diesen Patienten ist die Krankengymnastik maßgeblich an der Prothesenversorgung beteiligt. Gemeinsam mit dem Orthopädietechniker wird die nötige Prothese ausgewählt und angepasst. Später wird dann wieder der Sitz der Prothese gemeinsam überprüft und weiter der Umgang mit ihr verbessert.

Bei Patienten mit einem neuen künstlichen Hüftgelenk üben die Krankengymnasten die Bewegungsabläufe ein, die verhindern, dass das neue Gelenk herausspringt.

Hat ein Patient chronische Schmerzen, so leitet der Therapeut ihn in der Benutzung von schmerzlindernden Geräten (Tens) an.

Ergotherapie

Die Ergotherapie hat die Aufgabe, mit den Patienten die Fertigkeiten der Lebensführung zu erarbeiten. Sie zeigt einem Schlaganfallpatienten wie es möglich ist, sich mit einem Arm zu waschen oder anzukleiden. Sie versucht den gelähmten Arm wieder so weit wie möglich in die Aktivitäten mit einzubeziehen. Die Ergotherapeuten finden heraus, welche Hilfsmittel für die Lebensführung notwendig sind und zeigen dem Patienten den Umgang damit. Bei Patienten mit rheumatoider Arthritis suchen sie gelenkschonende Hilfsmittel heraus und vermitteln ihre Benutzungsmöglichkeit. Bei Patienten, die eine Behinderung in ihrer Ablaufplanung haben, versuchen sie Abläufe mit Struktur zu versehen und somit ein selbstständiges Leben wieder zu ermöglichen. In einigen Fällen machen die Ergotherapeuten aus den Kliniken Hausbesuche, um festzustellen, welche Umbauten, Veränderungen oder Hilfsmittel nötig sind, damit ein Patient wieder in die gewohnte Umgebung zurück kann. Der Hausbesuch dient oft auch der Prophylaxe, um Stürze zu vermeiden.

Logopädie

Sie ist in erster Linie für Sprach- und Sprechstörungen zuständig. Sie diagnostiziert, um welche Störung es sich handelt und stellt einen Behandlungsplan auf. Sie erarbeitet Hilfen in Form eines Bildsprachbuchs oder eines Alphabets in Form von Legebuchstaben, um eine Kommunikation möglich zu machen.

Ein weiteres Tätigkeitsfeld sind Gesichtslähmungen und Schluckstörungen, die bei Krankheiten wie dem Morbus Parkinson oder bei einem Schlaganfall eine sehr wichtige Rolle spielen. Die Logopädie ist in diesen Fällen an der Diagnostik beteiligt. Gemeinsam mit dem Arzt wird z. B. eine Kinematographie (Schluckröntgen) durchgeführt, um das Ausmaß der Schluckbeeinträchtigung genau festzustellen. Erst dann ist es möglich zu sagen, ob ein Mensch unbeschadet essen und trinken kann oder ob seine Kost der Schluckschädigung angepasst werden muss. Logopäden erarbeiten in diesem Fall einen Behandlungsplan, um eventuell wieder eine normale Ernährung möglich zu machen.

Sozialdienst

Nachdem der Arzt gemeinsam mit dem Team und dem Patienten geklärt hat, wie viel Unterstützung oder Pflegeübernahme der Patient nach dem Aufenthalt in der Reha-Einrichtung benötigt, gibt der Sozialdienst Hilfen bei der Antragstellung für eine eventuelle anschließende Pflegestufe oder vermittelt Adressen oder Gespräche mit Pflegediensten. Sollte es nötig werden eine anschließende Unterbringung in einer anderen Wohnform zu finden, so hilft er bei der Suche nach einer zeitlich möglichen und geeigneten Unterbringung. Nicht jedes Mal kann der Wunsch eines Patienten nach einem bestimmten Pflegeheimplatz erfüllt werden. Ein Kurzzeitpflegeplatz, der vom Sozialdienst vermittelt werden kann, hilft manchmal Wartezeiten zu überbrücken. Später besteht oft die Möglichkeit, in das gewünschte Heim zu wechseln. Weiterhin werden Kontakte zu anderen Einrichtungen der sozialen Hilfen vermittelt, z. B. Selbsthilfegruppen, Gesprächskreise, Besuchsdienste, Nachbarschaftshilfe oder Sozialarbeiter. Es geht in erster Linie darum, ein soziales Netz um den Patienten aufzubauen, in dem er sich wohl und sicher fühlt. Damit soll der sogenannte Drehtüreffekt (Patienten kommen regelmäßig wieder in die Klinik) vermieden werden.

Natürlich werden die Kontakte nur in Abstimmung mit dem Patienten aufgenommen oder vermittelt. Gespräche mit den Angehörigen werden nur mit Genehmigung des Patienten geführt. Sie werden dann in die Organisation der Entlassung mit eingebunden und erhalten von den Sozialdiensten die nötige Hilfestellung. Abgenommen wird ihnen in der Regel die Organisation nicht.

Ernährungsberatung

Sie ist für eine krankheitsgerechte und dem Patienten angepasste Ernährung zuständig sowie für die Beratung und Anleitung der Patienten. Viele ältere Menschen kommen heutzutage in einem ausgetrockneten und unterernährten Zustand ins Krankenhaus. Durch zentralisierte Einkaufsmöglichkeiten, die weite Wege bedeuten, ist es oft zu mühsam für die älteren Menschen, sich ausreichend mit Nahrung zu versorgen.

Oft sind finanzielle Probleme wie geringe Renten oder technische Probleme wie der Umgang mit dem Geldautomaten Schuld an der Unterernährung. Einsamkeit verbunden mit Depressionen und Bewegungseinschränkungen führt ebenfalls zu einer schlechten Ernährung.

Die Veränderung unserer heutigen Nahrungsmittel macht es den älteren Menschen schwer, ihre gewohnte Nahrung herzustellen. So wie die jungen Menschen kaum einen Pfannkuchen mit den einzelnen Zutaten backen können, so können die Älteren nicht mit der Tüte zum Aufreißen oder der Tiefkühlkost zurechtkommen. Hier ist es die Aufgabe der Beraterin zu vermitteln, andere Wege aufzuzeigen oder den Umgang mit den neuen Lebensmitteln leichter zu gestalten und die Ängste davor abzubauen.

Kontinenzberatung

Sie wird in der Geriatrie sehr oft benötigt, da im Alter häufiger Kontinenzprobleme auftreten. Jüngere Menschen produzieren im 24-Stunden-Rhythmus mehr Urin am Tag als in der Nacht. Bei den Älteren kommt es durch eine Veränderung der Herzbelastung zu einer gleich hohen, wenn nicht sogar höheren Urinausscheidung in der Nacht.

Harnwegserkrankungen

Die Erschlaffung der Blasenmuskulatur oder die Verengung der Harnröhre führen zu Blasenentleerungsstörungen, die wiederum zusammen mit dem weniger effizienten Immunsystem zu häufigen Blaseninfekten führen können.

Hinzu kommt bei den Frauen eine mögliche Veränderung der Verschlusswirkung aufgrund von Östrogenmangel nach der Menopause, was zu einer Stressinkontinenz oder einem spontanen Urinabgang führen kann.

Bei Männern kann es aufgrund einer sehr häufigen Prostatavergrößerung ebenfalls zu Entleerungsstörungen bis hin zum Harnverhalt kommen.

Weitere Erkrankungen, die häufig eine große Veränderung in der Kontinenz beinhalten, sind der Diabetes Mellitus, Parkinson-Syndrom, Schlaganfall, Multiple Sklerose, Wirbelsäulenveränderungen und Demenz. Hinzu kommen die Nebenwirkungen von Medikamenten, die z. B. in einigen Fällen gewollt oder ungewollt zu einer erhöhten Harnmenge führen.

Magen-Darm-Erkrankungen

Ein weiterer Schwerpunkt der Kontinenzberatung ist die Hilfe bei der Stuhlausscheidung. Hier handelt es sich am häufigsten um Stuhlgangsverstopfung, ausgelöst durch schlechte Ernährung, Bewegungsmangel, Medikamente oder zu wenig Flüssigkeit.

Ein dauerhafter Durchfall entsteht häufig aufgrund einer Darmoperation (Verkürzung) oder durch Darmerkrankungen wie Morbus Crohn, Divertikulose, chronische Infektionen, das Reizdarmsyndrom oder Medikamenteneinnahme (Antibiotika, Abführmittel und Eisenpräparate).

Der künstliche Abfluss von Stuhlgang (Anus praeter) und Urin (Katheter), der aufgrund von Erkrankungen angelegt wird, ist ebenfalls Thema der Kontinenzberatung.

Die Kontinenzberater diagnostizieren, um welche Problematik es sich bei dem Patienten handelt, und versuchen eine geeignete Behandlung oder Versorgung mit Hilfsmitteln zu finden. Sie leiten den Patienten und seine Angehörigen im Umgang damit an und vermitteln für eine weitere Versorgung zuhause Hilfen. Oftmals sind viele Gespräche notwendig, da Kontinenzprobleme in den meisten Fällen zu psychischen Problemen führen.

3 Ziel der Geriatrischen Rehabilitation

Das Ziel der Geriatrie ist zunächst die Verbesserung der Lebensqualität. Hierzu zählen die objektiven Faktoren wie Gesundheit, soziales Umfeld, sozioökonomischer Status sowie positive Lebenserlebnisse genauso, wie die subjektiven Faktoren Freude, Zufriedenheit, Glück und der positive Umgang mit Belastungen. Die subjektiven Faktoren sind jedoch stark abhängig von den objektiven Faktoren.
Sollte eine Verbesserung der Lebensqualität nicht mehr möglich sein, so ist das Ziel der Erhalt des derzeitigen Standes.

3.1 Gesundheit

Es wird versucht den bestmöglichen Zustand zu erreichen, das heißt Schmerzfreiheit in Ruhe und Belastung, Optimierung der Medikamenteneinnahme (so wenig wie möglich – so viel wie nötig), Erkennen und Beseitigen der Nebenwirkungen sowie der Wechselwirkungen der Medikamente. Optimierung der Belastbarkeit und Mobilität.

3.2 Soziales Umfeld

Das soziale Umfeld sollte den Bedürfnissen und Wünschen des Patienten angepasst werden. Viele Patienten leiden sehr unter der Kontaktarmut, die durch den natürlichen Wegfall der Freundschaften und Beziehungen entsteht.
Hier wird versucht, neue Wege aufzuzeigen: Möglichkeiten wie den Besuch einer Freizeitstätte für ältere Mitbürger zu organisieren oder aber auch die Ängste vor Einrichtungen, wie betreutes Wohnen oder Pflegeeinrichtungen, abzubauen.
Die in den meisten Geriatrien eingerichteten gemeinsamen Tätigkeiten wie Essenseinnahme oder Gruppentherapien führen in den meisten Fällen zu einer Steigerung der Lebensfreude. Plötzlich erkennen die Patienten Gemeinsamkeiten, haben die Möglichkeit, mit anderen Erlebnisse und Erinnerungen auszutauschen, stellen fest, dass gleichaltrige Menschen ähnliche Sorgen haben wie sie und entdecken oftmals, dass diese gute Strategien entwickelt haben mit ihren Sorgen umzugehen.
Es gibt aber auch den anderen Fall, in dem der Patient unglücklich ist, wenn er mit mehreren Menschen zusammen sein muss. Wenn das

bisherige Leben eher von allein sein geprägt war, dann ist es für ihn keine Freude, sich plötzlich mit andern auseinandersetzen zu müssen oder gar mit jemandem ein Zimmer zu teilen.
Es ist äußerst wichtig, die genauen Bedürfnisse des Menschen zu kennen, um erfolgreich helfen zu können.

3.3 Sozioökonomischer Zustand

Dieser ist für die Patienten sehr wichtig. Viele ältere Menschen und hier besonders Frauen, haben keine oder nur eine geringe finanzielle Absicherung. Oftmals haben sie kein eigenes rentenpflichtiges Einkommen gehabt oder haben ihre Kindererziehungszeit nicht auf ihre Rentenansprüche anrechnen lassen. Sie sind dann auf die Rente des Ehemanns oder auf das Sozialamt angewiesen. Sehr viele müssen mit einem Einkommen zurechtkommen, das unter dem Satz der bedarfsorientierten Grundsicherung des Staates liegt. Dieser beträgt derzeit 785,00 Euro. Er setzt sich zusammen aus 345,00 Euro plus Miete, Heizkosten, Kranken- und Pflegeversicherung. In einigen Fällen sind die Menschen gezwungen von dem ihnen zur Verfügung stehenden Geld auch noch etwas zur Miete hinzu zu geben, wenn die Miete den Höchstsatz der übernommenen Mietkosten übersteigt und sie aber nicht aus der Wohnung ausziehen können oder wollen, da sie eventuell bereits seit 50 Jahren dort wohnen und ihre soziale Anbindung haben. Viele Menschen wissen über ihre Möglichkeiten der finanziellen Bezuschussung nicht Bescheid.

4 Pflegerische Aufgaben bei der rehabilitativen Behandlung

Die vorrangige Aufgabe der Pflege ist es, den Patienten dazu zu befähigen, an den Therapien teilzunehmen. Dazu gehört, dass die Schmerzen des Patienten für ihn so erträglich sind, dass er sich bewegen kann. Daher muss er rechtzeitig vor der Therapie seine Schmerzmittel erhalten.

Kleidung

Auch geeignete Kleidung ist wichtig, sie besteht aus Oberteilen, die nicht zu eng anliegen, aber auch nicht durch ihre Weite die Sicht auf den Körper behindern. Hosen haben gegenüber Röcken einen deutlichen Vorteil, da sie die Sicht nicht behindern, auf der Toilette nicht gehalten werden müssen und auch den Therapeuten eine bessere Sicht auf das Gangbild ermöglichen. Die Schuhe sind der wichtigste Punkt, sie sollten immer aus festem Material bestehen und fest am Fuß anliegen. Das Gehenlernen mit losen Hausschuhen oder offenen Sandalen ist fast nicht möglich und birgt dazu eine erhöhte Sturzgefahr. Gut geeignet ist auch ein bereits eingelaufener Halbschuh, der noch etwas Profil haben sollte, damit der Patient nicht ausrutscht.

Kontinenzprobleme

Auch müssen Kontinenzprobleme erst beseitigt werden, da sie die Patienten sehr ablenken. Viele haben Angst, dass sie während der Therapie die Toilette aufsuchen müssen oder sie haben aus Angst vor Schmerzen ihren Stuhlgang so lange zurückgehalten, dass sie verstopft sind und nun eine normale Bewegung nicht mehr möglich ist. Patienten mit liegendem Katheter oder einem künstlichen Darmausgang sollten diese vor den Therapien entleeren, da sie beim Bewegen behindern und häufig die Angst besteht, sie könnten platzen oder sich lösen.

Wundversorgung

Ein weiterer Aspekt sind Wunden. Viele Patienten haben Wunden von einer Operation, vom Sturz oder sind vom langen unbeweglichen Liegen wund und haben einen Dekubitus. Diese Wunden müssen vor der Mobilisierung gut versorgt sein, damit sie bei der Bewegung nicht aufreißen oder der Verband selbst Schmerzen verursacht oder eine Bewegung sogar unmöglich macht. Wird eine Wunde mit einem größeren Pflaster versorgt, so sollte unbedingt darauf geachtet werden, die Klebestreifen an den Seiten einzuschneiden, damit es sich nicht spannt, wenn der Patient sich bewegt.

Auch das in vielen Fällen nötige Wickeln der Beine aufgrund von starken Lymphödemen oder einer Thrombosegefahr sollte immer so geschehen, dass eine Behinderung so gering als möglich gehalten wird. Auch die Schuhe und die Kleidung müssen in einem solchen Fall den Gegebenheiten angepasst werden.

Die psychische Belastung der Patienten ist in der ersten Zeit ebenfalls extrem groß. Die Angst vor einem erneuten Sturz oder vor erneuten und vermehrten Schmerzen behindert die Rehabilitation sehr. Das Zutrauen in die eigenen Fähigkeiten ist stark erschüttert. Das erste Aufstehen liegt vor den Patienten wie ein riesiger Berg. Die Pflegekraft braucht deshalb sehr viel Geduld und Einfühlsamkeit und vor allem Zeit. Die Patienten merken es sofort, wenn nicht ausreichend Zeit da ist, um auf ihre Ängste einfühlend zu reagieren. Sie stehen selbst schon unter großem Druck, den die Pflegekraft nicht noch erhöhen sollte. Oftmals hilft es, bei den ersten Mobilisationen mit zwei Pflegekräften zu arbeiten. Am besten verabredet die Pflegekraft sich mit einer Therapeutin oder bittet eine Kollegin für die direkte Mobilisierung hinzu. Hat die Pflegekraft dies der Patientin bereits in der Vorbereitung mitgeteilt, so nimmt dies schon einmal die erste große sich aufbauende Angst.

Der Schutz vor Folgeschäden liegt in der Hand der Pflegekräfte. Generell ist bei einer Fraktur, die mit einer sogenannten TEP (totale Endoprothese, vollständiger Ersatz des Gelenkes) versorgt wurde, zu beachten, dass eine Innenrotation (Drehung des Beines oder Armes nach innen) zu vermeiden ist, um einer Luxation (Herausspringen des Gelenkkopfes aus der Pfanne) vorzubeugen.

Psychische Belastungen

5 Problemfelder der Geriatrischen Rehabilitation

5.1 Bewegungseinschränkungen

Bewegungseinschränkungen machen den größten Anteil der geriatrischen Probleme aus. Sie betreffen:

- das Laufen, das nicht mehr sicher und gleichmäßig sowie schmerzfrei ist,
- das Stehen, das bereits nach wenigen Minuten schmerzhaft ist oder von Schwindel begleitet wird,
- das Aufstehen, das für viele Menschen fast unmöglich ist,
- das Waschen und Anziehen,
- selbstständig Nahrung zuzubereiten und einzunehmen,
- sich selbst beschäftigen und soziale Kontakte pflegen.

Deutlich wird, dass eine Bewegungseinschränkung eine Behinderung darstellt, die sich durch alle Belange des Lebens zieht. Auf die Frage, welches das wichtigste Ziel der Patienten ist, wenn sie in der Geriatrie aufgenommen werden, antworten etwa 95 % mit „besser laufen lernen".

Der Wunsch, selbstständig von einem Ort zum anderen zu gelangen, ist der wichtigste. Der Wunsch nach einer ganz selbstständigen Lebensführung mit selbstständigem Waschen und Kleiden sowie Nahrungszubereitung und Einnahme steht erst an zweiter Stelle.

5.1.1 Einschränkungen bei Fraktur nach Sturz

Eine Fraktur des Schenkelhalses oder des Oberschenkels nach einem Sturz ist im Alter eine der häufigsten Ursachen für eine Bewegungseinschränkung. Man rechnet zurzeit etwa mit 1/3 der Frauen und 1/6 der Männer bis 90 Jahre, die sich eine Schenkelhalsfraktur zuziehen. Die prozentuale Häufigkeit der Fraktur nimmt mit dem Alter immer mehr zu. Sie betrifft auch doppelt so viele Frauen wie Männer, da sie deutlich häufiger an Osteoporose erkranken und es dadurch bei einem Sturz eher zu einer Fraktur kommt. Eine Fraktur wird heute operativ behandelt und kann in den meisten Fällen innerhalb sehr kurzer Zeit belastet werden, was dazu beiträgt, die Folgeschäden drastisch zu vermindern. Weitere häufige Frakturen sind die Unterarm- oder Schulterfraktur, die ebenfalls zu fast 100 % operativ behandelt werden. Sie nehmen mit dem Alter nicht zu, da die Schutzreflexe, die häufig zu Radiusfrakturen führen, mit dem Alter eher abnehmen. Die auch häufiger vorkommende Beckenringfraktur da-

gegen wird meistens konservativ – mit Schmerzmitteln – ohne Operation behandelt.
Die Gründe für Stürze sind sehr unterschiedlich. Es gibt äußere sowie innere Gründe für einen Sturz.

Äußere Gründe sind:

- Stolperfallen durch Teppiche,
- Kabel,
- Möbel und andere Hindernisse,
- Türschwellen,
- rutschige Fliesen oder zu hohe Badewannen ohne Einstiegshilfen,
- Türabsätze,
- ungeeignetes Schuhwerk,
- unpassende Kleidung,
- verschmutzte Brille,
- schlechte Beleuchtung,
- fehlender Lichtschalter,
- fehlende Haltegriffe und Handläufe,
- zu hohe oder zu niedrige Schränke,
- steile Treppen,
- Glatteis,
- kurze Ampelphasen,
- hektische Umgebung,
- Gehilfen wie Unterarmgehstützen oder Rollatoren,
- ein Klingeln des entfernt liegenden Telefons oder der Haustür.

Innere Gründe sind:

- Störungen des Gleichgewichts,
- Störungen des Herz-Kreislauf-Systems,
- Urin- und Stuhl-Inkontinenz,
- Schwankungen im Blutzucker,
- Unsicherheit oder Ängste bei Bewegungen,
- neurologische Störungen, Neuropathien (Empfindungsstörungen),
- Steifigkeit oder verringerte Reaktionen durch andere Erkrankungen wie Parkinson oder Arthrose,
- Medikamenteneinnahme, z. B. Schlafmittel oder Psychopharmaka,
- Seh- und/oder Hörbehinderung,
- verlangsamte Verarbeitung bei Demenz oder Depression.

Fraktur des Schenkelhalses

Bei Einsatz einer Hüftprothese muss ein Aufstehen über die betroffene Seite möglich sein. Es sollte der Nachtschrank immer auf dieser Seite stehen, um eine unbewusste Drehung nach innen zu vermeiden. Die Lagerung, die sehr wichtig ist, um einen Dekubitus (Druckgeschwür) zu vermeiden, muss ebenfalls so gestaltet sein, dass bei einer Drehung die Hüfte nicht herausspringt. Am besten legt die Pflegekraft beim Umdrehen ein Kissen zwischen die Beine und lagert das betroffene Bein bei der Seitenlagerung so hoch, dass es keine Innenrotation zeigt. Solange der Unterkörper des Patienten im Bett von der Pflegekraft versorgt wird, muss bei allen Bewegungen auf die Innenrotation geachtet werden. Wenn der Patient bereits wieder in der Lage ist, das Bett zu verlassen, verändert sich die pflegerische Aufgabe von der Übernahme der Tätigkeiten hin zur Beratung und Anleitung. Hier ist es als erstes notwendig, die Patienten und oft zusätzlich ihre Angehörigen davon zu überzeugen, dass die Pflegekräfte nicht überfordert und nicht faul sind oder Zeitmangel besteht, sondern dass es zwingend notwendig ist, die erlernte Hilflosigkeit in eigene Aktivität umzuwandeln. Das in den Therapien erlernte Verhalten muss seinen Transfer in den Alltag finden, damit es dauerhaft angewandt werden kann. Oftmals brauchen die Patienten natürlich deutlich länger für eine Handlung wie das Waschen des eigenen Körpers oder das Anziehen, aber der Gebrauch der Hilfsmittel wie Greifzange oder Strumpfanziehhilfe kann erst durch tägliches Training zu einer Zeitersparnis führen. Patienten mit einem hohen Versorgungsanspruch haben es jetzt sehr schwer. Es zeigt sich deutlich, dass ihre rehabilitativen Erfolge sehr viel geringer sind als die der anderen Patienten mit vergleichbaren Problemen. Hier sollte eingehend mit dem Patienten und eventuell seinen Angehörigen darüber nachgedacht werden, welche Zielsetzung die Rehabilitation haben soll.

Mobilisierung
Hier ist als erstes mit dem Arzt zu klären, ob eine volle Belastung bereits möglich ist und ob eine Operationstechnik angewandt wurde, aufgrund derer es zu einer Luxation kommen kann.

Aufstehen aus dem Bett

Die Mobilisierung wird über die betroffene Seite durchgeführt. Das erkrankte Bein wird als erstes an den Bettrand geschoben, möglichst vom Patienten selbst. Sollte dies nicht vollständig möglich sein, so unterstützt die Pflegekraft die normale Bewegung. Das andere Bein wird nachgezogen, jedoch nicht über das betroffene gelegt. Nun wird das betroffene Bein langsam aus dem Bett gelassen, das andere Bein folgt. Beim Aufsetzen kommt es sehr auf die vorhandenen Bauchmuskeln an. Einige Patienten können ohne Probleme den Oberkörper in die Sitzposition bringen, andere brauchen dabei sehr viel Unterstützung. Kann ein Patient sich nicht selbst hoch helfen, so kann hier ein Bettzügel, der am Fußende befestigt wird, gute Hilfe sein. Ein Bettgalgen ist den meisten zwar bekannter und der Wunsch danach häufig, jedoch ist er eher hinderlich beim Drehen auf die Bettkante. Bei Patienten mit einem größeren Bauchumfang und extrem geringer Muskulatur kann es hilfreich sein, in der ersten Zeit das Kopfende zur Mobilisierung etwas höher zu stellen, damit der Winkel etwas verringert wird.
Wichtig ist, dass die Füße möglichst schnell Kontakt zum Boden bekommen und die Patienten die Augen offen lassen. Dies beugt dem Schwindel vor, der bei längerer Liegezeit häufiger auftritt. Das Bett sollte eine Höhe haben, die über der Unterschenkellänge liegt, da es sonst ebenfalls zu einer Luxation kommen kann. Das erste Aufstehen ist mit großen Ängsten verbunden und deshalb besonders

schwierig. Die Schwerpunktverlagerung über die Knie, um den Körper in die Aufrechte zu bringen, trauen sich die meisten nicht zu sie haben Angst, dass ihre neue Hüfte nicht hält. Hierbei ist es sehr hilfreich, wenn ein Gehbock oder ein Tisch vor dem Patienten steht. Um den Aufstehwinkel etwas mehr zu verkleinern und die meistens abgeschwächte Muskulatur zu unterstützen, kann man das Bett etwas höher stellen, falls das möglich ist. Das Hochstellen sollte mit vorheriger Ansage und langsam erfolgen.

Das Umsetzen in einen Stuhl oder anfangs eventuell in einen Rollstuhl sollte mit kleinen Schritten unbedingt bis zum vollständigen Umdrehen geschehen. Viele Patienten versuchen nur einen halben Schritt zu machen und lassen sich dann einfach in den Stuhl fallen. Das birgt natürlich ziemlich viele Gefahren wie einen erneuten Sturz zwischen Bett und Stuhl, das Überkippen des Stuhls oder eine Luxation. Beim Hinsetzen ist darauf zu achten, dass es langsam geschieht und der Stuhl wieder eine Höhe hat, die über der Unterschenkellänge liegt. Das dient der Luxationsprophylaxe und dem besseren wieder Aufstehen aus dem Stuhl. Je höher die Sitzfläche, desto leichter ist es wieder hoch zu kommen.

Umsetzen in einen Stuhl

Die Toilette sollte ausreichend hoch sein, ist sie es nicht, so wird ein Toilettenaufsatz benötigt, den es in unterschiedlichen Formen und für jede Toilette angepasst im Sanitätshandel gibt. Ein Toilettenaufsatz kann über die Krankenkasse durch ein Rezept finanziert werden. Befindet sich der Patient in einer Reha-Einrichtung und benötigt am Ende noch ein solches Hilfsmittel für Zuhause, so kann es über die Ergotherapie (Hilfsmittelversorgung) organisiert werden. Wird der Patient direkt nach Hause entlassen, kann der Sitz vom Hausarzt verschrieben werden.

Grundsätze für den Toilettengang

Um einen sicheren Toilettengang zu gewährleisten, sollten unbedingt Haltegriffe vorhanden sein. Am sinnvollsten sind beidseitige Haltegriffe, da sie einer einseitigen Belastung vorbeugen. Ist es nicht möglich Haltegriffe anzubringen, gibt es Toilettensitzerhöhungen mit integrierten Haltegriffen. Diese sind allerdings fester zu montieren. Sollte eine weitere Person, die kleiner ist, die Toilette benutzen, so kann man die Erhöhung nicht so einfach herunternehmen. Um hier eine gute Losung zu finden, sind in der Regel die Sanitätshäuser zu einem Hausbesuch bereit und beraten vor Ort.

Waschen

Braucht der Patient nicht mehr im Bett gewaschen zu werden, das heißt er kann bereits für einige Minuten stehen, so ist es notwendig, ihm das schonende und sichere Waschen zu vermitteln. Der Patient braucht erst einmal Geduld und Zeit für sich selbst. Die gewohnten Bewegungen sind oft gefährlich oder gar nicht möglich. Wichtig ist, dass alles, was er braucht, in Reichweite liegt. Sollte das nicht möglich sein, so ist zumindest zu vermeiden, dass er sich umdrehen muss. Oftmals lässt sich ein Stuhl oder ähnliches als Ablage benutzen, um das Drehen zu vermeiden. Es sollte ein ausreichend hoher Stuhl vorhanden sein, damit der Oberkörper und die Beine im Sitzen gewaschen werden können. Das Sitzen ist der beste Schutz vor einem erneuten Sturz. Beim Waschen des Unterkörpers wird der Patient angeleitet, sich mit einer Hand Sicherheit zu geben, wenn er sich bewegt, sowie sich beim Waschen des Gesäßes nicht zu verdrehen, sondern bei einer größeren Körperfülle ein wenig in die Knie zu gehen und von vorn zu waschen.

Das Waschen der Füße ist in der ersten Zeit nicht selbstständig ohne Hilfsmittel möglich. Erst wenn die Muskulatur an der operierten Stelle wieder so weit aufgebaut ist, dass die Hüfte nicht mehr luxieren kann, ist es ratsam, den Oberkörper wieder so weit herabzubeugen. Es ist gut möglich, seine Füße im Sitzen abzuduschen und anschließend an einem großen Handtuch, von oben auf den Fußboden gehalten, weitgehend trocken zu reiben.

Anziehen
Hierbei sollte in der ersten Zeit ebenfalls darauf geachtet werden, dass die Patienten sich im Sitzen anziehen. Unsicherheit ist selbst beim Ankleiden des Oberkörpers vorhanden. Oberbekleidung sollte sich der Patient wie gewohnt selbstständig und in eigener Weise anziehen.

Anziehhilfen

Das Ankleiden des Unterkörpers sollte mit Hilfsmitteln wie Strumpfanziehhilfe (s. Abb. 4) oder Greifzange geschehen. Seidenstrümpfe eignen sich leider nicht für die Hilfen und sind deshalb nicht zu empfehlen. das Erlernen des Umgangs mit den Hilfsmitteln braucht etwas Zeit und sollte anfangs in Begleitung der Pflegekraft oder Ergotherapie geschehen, damit es nicht zu Frustrationen kommt. Die Strümpfe werden über die Strumpfanziehhilfe gestülpt und der Fuß dann hineingeschoben. Anschließend wird die Hilfe an beiden Bändern hoch- sowie gleichzeitig herausgezogen. Mit etwas Übung geht das Anziehen später genauso schnell wie früher. Bei der Hose ist es wichtig, erst das betroffene Bein in die auf dem Boden liegende Hose zu führen und dann das zweite. Mit der Greifzange wird die Hose nun hochgeholt. Sehr hilfreich Hosenträger, die auch als Ersatz für eine Greifzange dienen können. Sie können sowohl an Röcken wie an Hosen befestigt werden und können nach dem Hochziehen wieder entfernt werden, obwohl sie gerade beim Toilettengang bei sehr weiten Hosen das Abrutschen vor dem Verschließen verhindern, wenn der Patient eine Hand zum Festhalten braucht. Für das Anziehen der Schuhe wird dann wieder die Greifzange oder ein extra langer Schuhlöffel genutzt. Viele möchten nur einfache offene Hausschuhe tragen, die sind zwar schnell und einfach anzuziehen, jedoch nicht zum Laufenlernen geeignet, da in ihnen Sturzgefahr besteht. Ein fester Schuh wird benötigt. Hat der Schuh einen Klettverschluss, so kann er mit der Greifzange gut geschlossen werden. Klettverschlüsse sind meistens nur an sehr modernen jugendlichen Schuhen oder Turnschuhen angebracht. Hat man einen Schuhmacher in der Nähe, kann an die vorhandenen Lieblingsschuhe oftmals ein Klettverschluss angebracht werden. Es gibt allerdings auch Schnürbänder aus Gummi, die sich in einen normalen Schuh einziehen lassen (erhältlich im guten Schuhhandel oder im Sanitätshaus). So können die

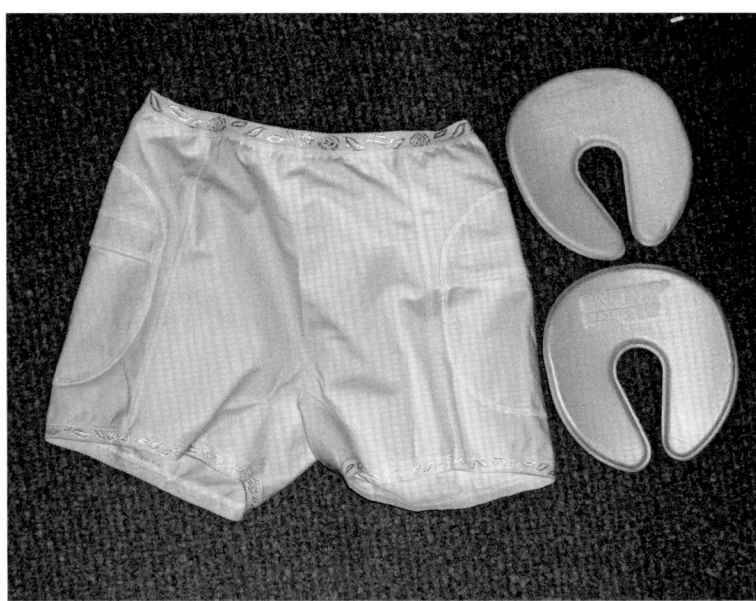

Abb. 1: Sturzhose mit Schalen

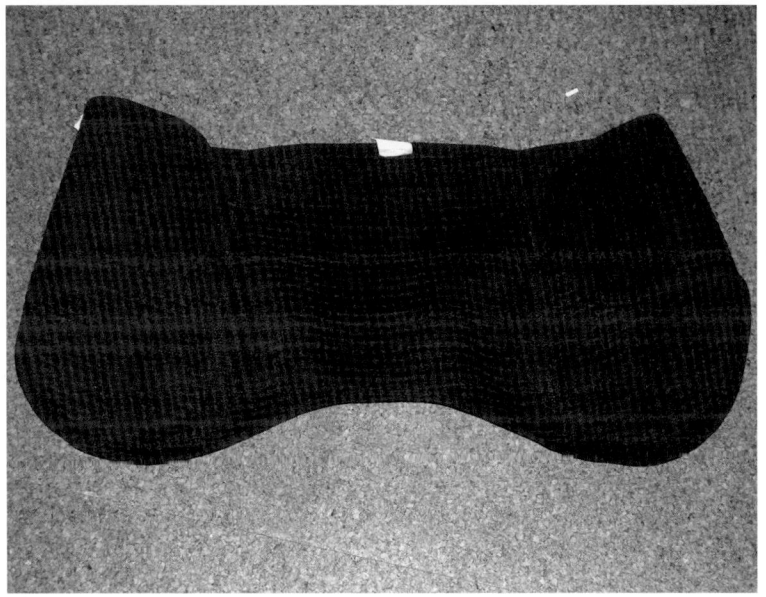

Abb. 2: Nierengurt zur Vermeidung von Oberschenkelhalsbrüchen

Bänder geschlossen bleiben, und es reicht ein langer Schuhlöffel, um sicher in den Schuh zu kommen.

Laufen
Bei sehr ängstlichen oder bei Patienten, die noch nicht volles Gewicht auf ihre operierte Fraktur geben dürfen, wird mit einem Gehbock begonnen. Er bietet mehr Sicherheit und Standfestigkeit sowie die Möglichkeit zu gehen, ohne das betroffene Bein mit dem vollen

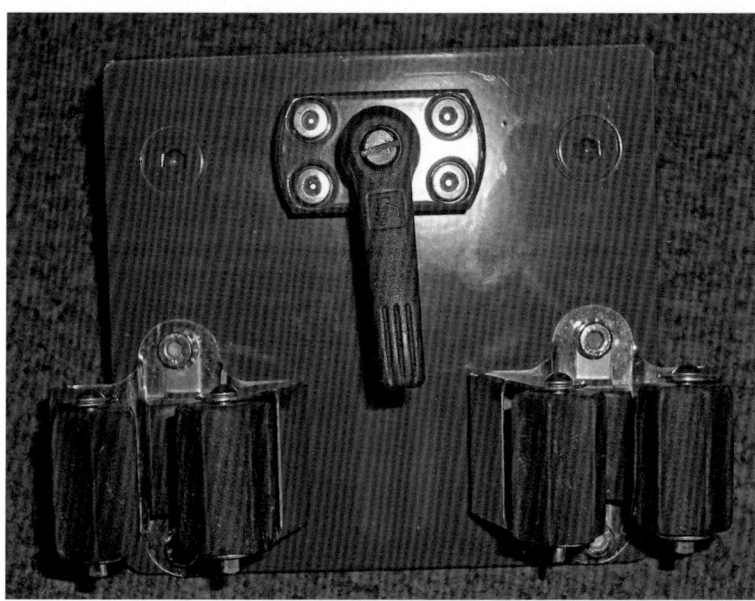

Abb. 3: Halterung für Unterarm-Gehstützen

Gewicht zu belasten. Der Nachteil besteht darin, dass ein flüssiges Gehen nicht möglich ist, sondern die Abläufe nacheinander erfolgen und den Patienten oftmals nicht schnell genug erscheinen. Der Rollator, der auf Rollen weiterbewegt wird, bietet dagegen einen deutlich besseren Bewegungsablauf. Er ist jedoch durch vorhandene Bremsen nicht so einfach zu bedienen, es gibt ihn in sehr vielen verschiedenen Ausführungen und er kann an die meisten Bedürfnisse der Patienten angepasst werden. Viele ältere Patienten bleiben bei diesem Hilfsmittel, da es ihnen sehr viel Sicherheit und Komfort bietet. Sie können ihren Einkauf in einem Körbchen transportieren oder sich bei Müdigkeit zwischendurch hinsetzen. Nachteilig ist, dass er mehr Platz braucht und deshalb in einer engen Wohnung, in der eventuell Türschwellen vorhanden sind, nicht benutzt werden kann.

Auf den Rollator folgen die Unterarmgehstützen. Sie sind notwendig, um später das freie Gehen wieder zu erlangen. Um die richtige Schrittfolge zu erlernen, bedarf es einiger Übungszeit und Kontrolle durch die Krankengymnasten oder die Pflegekraft. Bei voller Belastungsmöglichkeit wird gegengleich gelaufen: rechter Fuß – linke Unterarmgehstütze und umgekehrt. Darf noch nicht voll belastet werden oder sind starke Schmerzen vorhanden, so setzt der schmerzende Fuß gemeinsam mit beiden Unterarmgehstützen auf. Es sollte nicht selbstständig ohne Pflegekraft geübt werden, da es sehr schnell zu einem Sturz führen kann. Der sichere Umgang mit den Stützen muss erst geübt werden. Wohin mit ihnen beim Toilettengang, wo stehen sie am Bett oder am Tisch? Hierfür gibt es Halterungen im Sanitätshandel (oder Stielhalterungen vom Gartenmarkt). Beim Treppensteigen ist darauf zu achten, dass die Schrittfolge eingehalten wird. Das Hinaufgehen erfolgt zuerst mit dem gesunden Bein, dann wird das andere nachgeholt. Beim Hinabgehen ist es umgekehrt, erst geht das betroffene Bein, dann wird das nicht betroffene nachgeholt.

Schulter- oder Oberarmfraktur

Durch das Abstützen beim Fallen kommt es zu teilweise sehr komplizierten Brüchen der Schulter oder des Oberarms. Die Schulterfraktur wird heute ähnlich wie die Schenkelhalsfraktur mit einer Prothese versorgt. Hier ist in der ersten Zeit mit größeren Einschränkungen zu rechnen, da häufig Belastungs- und Bewegungsverboten bestehen. In den meisten Fällen ist ein seitliches Abspreizen des Armes verboten. Pendelbewegungen, vor und zurück, ohne Gewicht, sind erlaubt.

Dadurch ergeben sich Probleme bei der Körperpflege. Durch die ständige Reibung der Haut in der Achsel, Wärme und geringe Belüftung kommt es oft zu einer Pilzinfektion. Sie kann durch eingelegte trockene Leinenlappen und eine gute Reinigung mit anschließendem vollständigem Abtrocknen vermieden werden. Bei der Schulterfraktur gibt es einen großen Unterschied, ob sie den rechten oder den linken Arm betrifft. Die meisten Menschen sind Rechtshänder. Befindet sich die Fraktur auf der rechten Seite, so bedeutet das wesentlich mehr Einschränkungen. Selbst das Umblättern einer Buchseite ist mit der ungewohnten Hand oft schwierig, desgleichen, die richtige Taste auf der Fernbedienung zu treffen. Das bedeutet für viele, dass zu den Schmerzen und der Immobilität die Langeweile hinzukommt. Das Aufstehen aus dem Bett muss bei dieser Fraktur besonders beachtet werden. Um ein Abspreizen des Arms zu vermeiden, sollten Nachtschrank, Licht und weitere für den Patienten wichtige Dinge auf der Bettseite des gesunden Arms befinden. Zum Aufsetzen wird der Arm auf den Bauch gelegt, mit einer Drehung des Oberkörpers über den gesunden Arm kann dann das Aufsetzen erfolgen. Zum Aufstehen sollte der Arm locker an die Seite gelegt werden. Beim Waschen und Kleiden kommt es sehr darauf an, ob eine Belastung wieder möglich ist. In jedem Fall sollte die ärztliche Empfehlung eingehalten werden, und bei einer möglichen Belastung im täglichen Umgang genutzt werden. Beim Waschen des Oberkörpers dient ein Vorbeugen dazu, den Arm vom Körper zu lösen und ein Waschen unter den Achseln zu ermöglichen. Alle Tätigkeiten mit vor- und zurückpendelnden Bewegungen sowie mit abgewinkeltem Unterarm sind erlaubt. Oftmals fehlt das Zutrauen, und die Angst vor Schmerzen verhindert die Selbstständigkeit, die sehr wichtig ist, um schnell eine normale Funktion wiederherzustellen, wenn eine normale Belastung erlaubt ist.

Um ein Umgreifen um den eigenen Körper zu verhindern, sollten Tätigkeiten, die dies erfordern, von einer pflegenden Kraft übernommen werden. Das gilt ebenfalls für das Kämmen der Haare, wenn es nicht mit dem anderen Arm machbar ist. Beim Anziehen wird zunächst der erkrankte Arm bekleidet. Es muss verhindert werden, dass der Arm nach oben gezogen oder der Arm benutzt wird, um um den Körper herum zu greifen, um das Hemd ganz anzuziehen.

Körperpflege und Ankleiden

Maßnahmen zur Vermeidung eines Sturzes und zur Verhinderung einer Fraktur

Der wichtigste Punkt ist die Einsicht des älteren Menschen. Nur wenn die Bereitschaft da ist, alles zu tun, um Stürze zu verhindern, sind sie vermeidbar oder ihre Folgen zu verringern. Für eine Beratung ist es deshalb sehr wichtig, die Lebensumstände anzusehen und die Risikofaktoren des Patienten und seiner Umgebung zu kennen.

Abwehrhaltung gegenüber Veränderungen
Sie ist meistens das größte Problem. Die Ängste, sich nicht mehr zurechtzufinden oder aus Erinnerungs- und Pietätsgründen nach dem Tod des Partners die Wohnungseinrichtung wie gewohnt belassen zu wollen, müssen erst der Einsicht weichen, dass der Partner sicherlich nicht gewollt hätte, dass ihnen etwas passiert und dass die Erinnerung ebenso mit anderen Ritualen wach gehalten werden kann. Ein wackelnder Lieblingstisch, der nicht mehr repariert werden kann, kann vielleicht auf einem Foto festgehalten werden und so in einem Bilderrahmen schön dekoriert seinen Platz finden. Ein Teppich aus dem gemeinsamen Urlaub kann auch an die Wand gehängt werden. Hier ist viel Phantasie gefragt, da jeder Mensch seine eigenen Vorlieben und Vorstellungen hat. Besonders kommt es darauf an, sie zu akzeptieren und nicht abzulehnen und für nichtig und unwichtig zu erklären. Manchmal ist es auch von großem Gewinn, die Ideen und Vorschläge von Freunden und Bekannten zu erfragen und mit einzubeziehen.

Muskel- und Balancetraining
Oberstes Ziel ist hier die Selbstständigkeit. Je öfter eine Handlung selbst durchgeführt wird, desto sicherer verläuft sie. Sehr sinnvoll ist ein zusätzliches Training: Wassergymnastik, Seniorengymnastik, Seniorentanz, Spaziergänge, alles was Bewegung verschafft und Freude bereitet, bringt wieder Balancegefühl, Sicherheit und Muskelkraft, um einen Sturz zu verhindern. Die Aktivitäten stellen eine wichtige Ergänzung zur medikamentösen Behandlung von Schwindel, Gleichgewichtsstörungen, Herz-Kreislauf-Störungen und Neuropathien dar. Vermeiden sollte man unbedingt eine Überforderung, sonst geht sehr schnell die Lust an der Bewegung verloren.

Vermeidung von äußeren Sturzfaktoren

Freie Wege

Die beste Möglichkeit, einen Sturz zu vermeiden, besteht darin, alles aus dem Weg zu räumen. Das klappt natürlich nicht so einfach. Die Wege, die am häufigsten gegangen werden, wie zur Toilette und in die Küche, sollten allerdings vollständig frei sein. Die Angst vor dem Einnässen ist häufig sehr groß und hat mit ganz viel Schamgefühl zu tun. Deshalb wird der Weg zur Toilette oftmals sehr hektisch. Lässt sich der Weg nicht von Hindernissen befreien und ist er zudem sehr weit, so empfiehlt es sich einen Toilettenstuhl aufzustellen. Dies besonders im Schlafzimmer, wo das nächtliche Aufstehen häufig durch den Gebrauch von Schlaftabletten und Laufen ohne Schuhe erschwert wird. ABS-Socken haben unter der Fußsohle Noppen und verhindern ein Ausrutschen auf glatten Böden. Sie sind eine gute Möglichkeit, Zeiten zu überbrücken, in denen aufgrund von Verbänden oder geschwollenen Beinen keine festen Schuhe getragen werden können. Diese Socken sind besonders gut geeignet für demente Menschen.

Sollten die zu Pflegenden nicht in der Lage sein, sich nachts zum Aufstehen Hilfe zu holen, Hilfe jedoch dringend benötigen, so lässt sich durch eine Klingelmatte vor dem Bett das Risiko eingrenzen. Diese Matten sind als medizintechnisches Gerät nicht ganz billig, informieren das Pflegepersonal auf sichere und schnelle Art, sobald sie betreten werden. Für den häuslichen Bereich reicht hier schon die sehr viel günstigere Variante einer Katzenklingelmatte, bei der eine leichte Berührung ausreicht, um in einem anderen Zimmer ein Signal auszulösen.

Eine Gegensprechanlage für die Haustür, die sich bis ins Wohnzimmer verlängern lässt, verhindert ein schnelles Aufspringen. Das Telefon lässt sich heute gut mit mehreren Stationen einrichten und ist viel leichter erreichbar.

Ist es nicht möglich, kantige Türschwellen und Absätze zu entfernen, so sollten sie zumindest mit einer Schiene abgeebnet werden, die im Baumarkt erhältlich ist.

Das Entfernen von rutschigen Fliesen ist häufig nicht möglich, es gibt heute zwar eine gute Auswahl an rutschfesten Fliesen, jedoch sind Anschaffung und Verlegung sehr teuer und in einer Mietwohnung nicht so leicht zu erreichen. Hier empfiehlt es sich, mit rutschfesten Matten zu arbeiten, ihr Gebrauch muss regelmäßig überprüft werden, da sich Fallkanten bilden können.

Für die Badewanne empfehlen sich Einstiegshilfen sowie Sitzlifter, wenn es nicht möglich ist, sie gegen eine Dusche zu tauschen. In der Badewanne wie in der Dusche sind rutschfeste Matten unerlässlich. Wenn irgend möglich, gehören ein Klappsitz sowie Haltegriffe in die Dusche. Das Sicherste allerdings ist eine ebenerdige Dusche mit rutschfesten Kacheln und Haltegriffen.

Sollten bereits Hilfsmittel wie Unterarmgehstützen oder ein Handstock vorhanden sein, so muss hierfür dringend eine Halterung neben der Toilette und an der Dusche angebracht werden. Halterungen sind ebenso am Bett sowie in der Küche und in der Nähe des Lieblingssitzplatzes notwendig.

Hüftprotektoren als Schutz vor einer Fraktur des Schenkelhalses
Seit einigen Jahren gibt es Hüftprotektoren, die die Wahrscheinlichkeit einer hüftnahen Fraktur drastisch senken – laut Studie auf unter 1 %. Es handelt sich um fest anliegende Hosen (wie eine Unterhose gearbeitet), die seitlich über dem Schenkelhals eingearbeitete oder herausnehmbare Hart- oder Weichschalen haben. Sie verhindern bei gutem Sitz eine Fraktur. Die Hosen sind der derzeit beste Schutz gegen eine Fraktur, wenn die Stürze eines Patienten nicht ganz vermeidbar sind.

Hier ist sehr viel Einfühlsamkeit und Geschick bei der vermittelnden Kraft gefragt. Oftmals wird die Hose als zu eng und zu dick machend bezeichnet. Bei schlechter Anpassung ist es möglich, dass ein Herunterziehen gerade bei Menschen mit einer Schwäche in den Händen schwierig wird. Es ist also dringend notwendig, die Hosen passend zu kaufen. Das Problem der Ästhetik lässt sich nur mit aufklärenden Gesprächen und eventuellem Umstellen der Kleidung lösen. Die Umstellung wird sowieso nötig sein, da die schwachen und kraftlosen Hände nicht mehr in der Lage sind, enge Kleidung auszuziehen und auf diese verzichtet werden muss, um sich weiterhin beim Toilettengang selbstständig versorgen zu können. Bei einem größeren Kontinenzproblem gibt es Protektoren, die an eine Art Nierengurt angearbeitet werden. Ihr Sitz ist nicht ganz so korrekt und die Handhabung beim Anziehen der Hose ist nicht einfach, da leicht untergehakt wird. Die Hosen werden tags und nachts getragen. Zum nächtlichen Tragen eignen sich die weichen Schalen deutlich besser, da sie ein Liegen auf der Seite ohne Probleme zulassen, während die harten Schalen Druckstellen erzeugen können.

Gerade für Menschen, die nicht auf eine Schlaftablette verzichten können und trotzdem nachts auf die Toilette müssen, ist das Tragen der Hosen in der Nacht ausnehmend wichtig.

Schwierigkeiten mit der Akzeptanz kann es besonders bei Menschen mit einem demenziellen Syndrom geben. Hier ist dann wieder die Phantasie der Pflegeperson gefragt. Mit einem guten Wissen über die betreffende Person kann herausgefunden werden, warum sie die Hose wieder auszieht.

Zu erhalten sind die Hosen über Sanitätsfachgeschäfte oder über das Internet. Sie sind nicht ganz billig, dafür werden aber nur zwei Hosen gebraucht, da eine Unterhose darunter getragen werden kann. Es gibt unterschiedliche Hosen für Frauen und Männer, die Männerhosen haben einen Eingriff. In einigen wenigen Fällen übernimmt die Krankenkasse die Kosten, oftmals jedoch erst, wenn bereits ein Sturz mit Folgen geschehen ist. Es lohnt sich jedoch bei der Krankenkasse nachzufragen, ob die Kosten zum Teil übernommen werden.

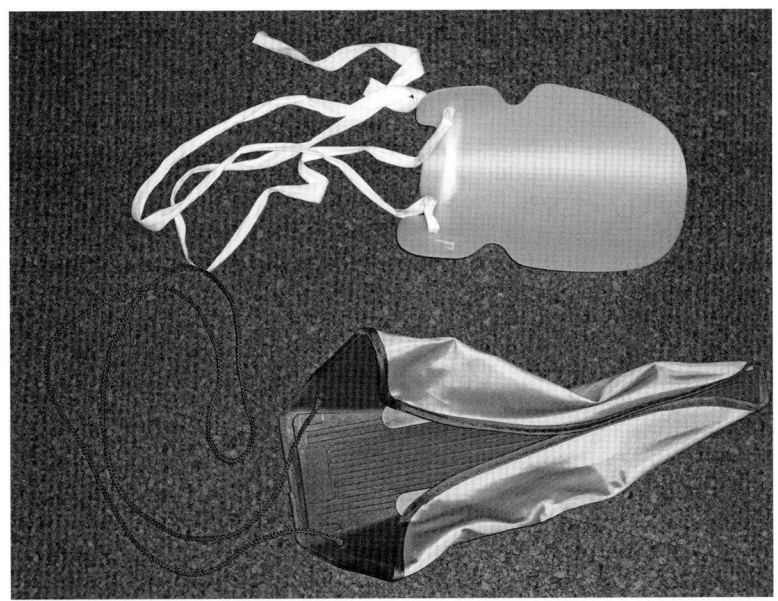

Abb. 4: Strumpfanziehhilfen

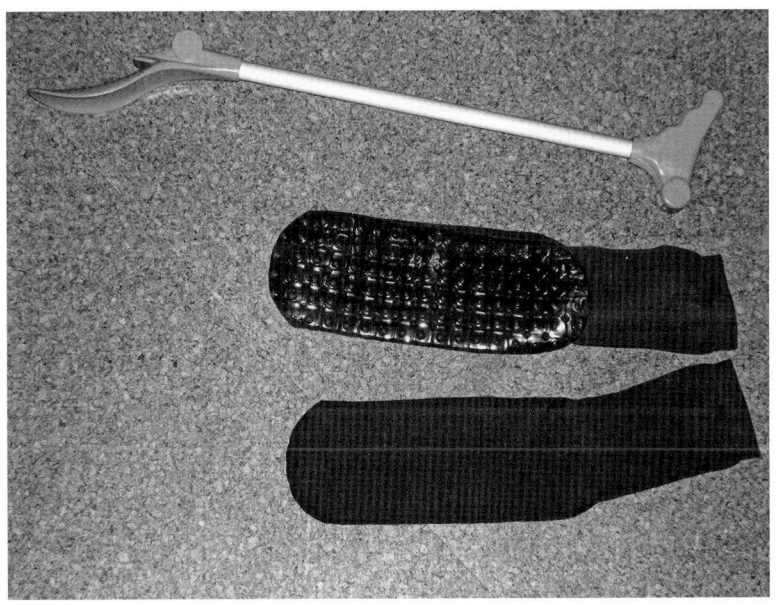

Abb. 5: Oben: verlängerter Schuhlöffel mit speziellem Handgriff
Unten: rutschfeste Socken

5.1.2 Einschränkungen durch Lähmungen

Diese Einschränkungen werden in der Fachsprache als Plegie bezeichnet. Man unterscheidet die betroffenen Körperzonen, indem man von einer Hemiplegie (eine Körperseite betreffend), Paraplegie (den Unterkörper betreffend) und von einer Tetraplegie (alle vier Extremitäten betreffend) spricht. Die ursächlichen Erkrankungen für eine Plegie sind sehr vielfältig, so wie auch die Folgen.

Gemeinsam haben sie eine Unterversorgung der betroffenen Körperregionen mit Sauerstoff oder mit Nervenreizen.

Zu den Erkrankungen aufgrund von Sauerstoffunterversorgung gehören:

- Schlaganfall aufgrund von Arteriosklerose, hohem Blutdruck, Diabetes, Herzrhythmusstörungen,
- Hirnblutung aufgrund von angeborenen Gefäßschwächen, Bluthochdruck, Gerinnungsstörungen, z. B. durch Medikation mit Marcumar, Gewalteinwirkung,
- Hirntumor und Metastasen, egal ob gutartig oder bösartig.

Die Plegie selbst kann entweder sehr schlaff sein, das Körperteil hängt einfach herunter, oder spastisch, das Körperteil wird an den Körperstamm herangezogen und lässt sich kaum aus dieser Stellung herausbringen.

Lähmungserscheinungen

Die jeweilige Lähmungserscheinung hängt von der Regulation des Muskeltonus ab. Ein gesunder Mensch kann seine Muskeln unbewusst spannen und entspannen. In der Kindheit lernen wir, welchen Muskel wir wann beim Gehen anspannen oder entspannen müssen. Dadurch entstehen unsere fließenden Bewegungen. Bei der Plegie ist diese Regulation gestört. Es kann zu einer zu großen Aktivität des Muskels (Hypertonus) kommen, der als Spastik bezeichnet wird. Der Patient selbst kann diese zu große Aktivität nicht mehr willentlich selbst lösen. Deshalb ist es ihm nicht mehr möglich, eine fließende Bewegung auszuführen.
Bei der schlaffen Lähmung (Hypotonus) kann nur sehr geringe bis gar keine Spannung erzeugt werden, die aber für die Bewegungsmöglichkeit gebraucht wird.
Bei der Unterversorgung des Gehirns sind die unbewussten erlernten Bewegungen verloren gegangen. Wichtig ist aber, dass das Gehirn viele noch unbenutzte Gehirnzellen besitzt. Diese sind noch in der Lage, neue Aufgaben zu übernehmen.
Die Rehabilitation von Patient mit dieser Schädigungsform ist stark abhängig von den zusätzlichen Folgeerscheinungen.

Zu den Störungen aufgrund einer Unterversorgung mit Nervenreizen gehören:

- Bandscheibenvorfall,
- Abriss der Nervenbahnen nach Unfall,
- Schädigung der Nervenbahnen durch Einklemmen oder zu langes Abdrücken.

Bei dieser Form der Schädigung wird nicht die Planung oder Erinnerung einer Bewegung gestört, sondern der Reiz, der eine Bewegung auslöst, wird nicht weitergeleitet und kann deshalb keine Reaktion hervorrufen.

Grundlagen der rehabilitativen Pflege von Patienten mit Lähmungen

Zu jeder Bewegung gehört ein auslösender Reiz, egal ob gedanklich oder taktil, der zu einer Planung im Gehirn führt und sich über die Nervenbahnen und die Muskulatur als Bewegung äußert. Die Planung einer Handlung wird immer von beiden Hirnhälften gleichzeitig übernommen.

Unser Gehirn erhält beispielsweise permanent Informationen über die Stellung unseres Körpers im Raum. Es hat einen hohen Anteil an aktiven Nervenzellen. Inaktive Nervenzellen können jederzeit Funktionen übernehmen, zumal unser Gehirn lebenslang lernfähig ist. Es kann jedoch nicht unterscheiden zwischen sogenannten guten oder schlechten Reizen.

Rehabilitation von Menschen nach einem Schlaganfall oder einer anderen Hirnbeeinträchtigung

Die Rehabilitation von Patienten nach einem Schlaganfall ist sehr komplex, da eine ganze Gruppe von ineinander greifenden Problematiken zu behandeln ist. Eine weitere Schwierigkeit liegt darin, dass die Schädigung im Zentrum der Handlungsplanung und Steuerung des Patienten liegt. Das heißt, dass der kranke Mensch oft nicht selbst zu seiner Wiederherstellung beitragen kann; nicht weil er es nicht will, sondern weil er nicht erkennen kann, dass er ein Problem hat. Sein Gehirn signalisiert ihm nicht mehr, dass sein Körper erkrankt ist. In der Medizin wird dieses Symptom Anosognosie genannt: Der Mensch kann nicht mehr erkennen, dass er krank ist. Es besteht darüber keine Möglichkeit, es ihm mit einer für uns logischen Erklärung begreiflich zu machen.

Die Symptome bei einer Schädigung des Gehirns sind nicht immer die Gleichen. Ihre Anzahl, ihr Ausmaß und die Kombination einzelner Symptome variieren sehr stark. Es gibt keine zwei Menschen mit exakt derselben Problematik.

Die deutlichste Störung ist die der *Motorik*. Eine spastische oder schlaffe Lähmung kann das Gesicht, den Arm, die Hand, die Finger, das Bein und den Fuß betreffen, zum Teil auch mehrere Körperteile. In der Fachsprache handelt es sich dann um eine Hemiparese oder auch Hemiplegie. *— Motorische Störungen*

Eine *Hemiparese* betrifft immer beide Körperhälften. Wenn z. B. der linke Arm deutlich sichtbar gelähmt ist, ist der rechte Arm zumindest in seiner Mobilität eingeschränkt. Unser Körper ist so aufgebaut, dass eine ausgewogene Körperhaltung nur bei voller Funktion aller Muskeln gegeben ist. Bei einer Hemiparese bedeutet das, dass es eine mehr und eine weniger betroffene Körperhälfte gibt und dass der ganze Körper in Haltung und Bewegung verändert ist.

Eine weitere Symptomgruppe sind die *Wahrnehmungsstörungen*. Hierzu gehören Veränderungen in der Oberflächen- und Tiefensensibilität, das heißt, der Patient kann weder heiß und kalt unterscheiden, noch ist er in der Lage, einen Gegenstand festzuhalten, weil er *— Wahrnehmungsstörungen* ihn nicht spürt. Einschränkungen beim Sehen und Hören gehören ebenfalls in diese Gruppe.

Psychische Störungen

Zur Gruppe der *psychischen Störungen* gehören Depressionen sowie beispielsweise eine Affektlabilität, die sich dadurch zeigt, dass der Patient bereits weint, wenn ein Besucher gerade die Tür geöffnet hat.

Neuropsychologische Störungen

Zur großen Gruppe der *neuropsychologischen Störungen* gehört u. a. eine Beeinträchtigung der Informationsverarbeitung. Das heißt der Patient ist nicht mehr in der Lage, das Fallen der Blätter mit der Jahreszeit „Herbst" gedanklich zu verbinden. Die als Neglect bezeichnete Problematik ist eine fehlende Wahrnehmung einer Körperseite. Akustische, optische und sensorische Reize, die von der betroffenen Seite ausgehen, werden nicht beachtet, es wird nicht auf sie reagiert. Das zeigt sich unter anderem darin, dass der Patient mit dem Namen angesprochen werden kann, aber keine Antwort darauf gibt. Er versucht mit dem Rollstuhl ins Bad zu fahren, fährt aber immer wieder gegen den Türpfosten, ohne seine Richtung zu verändern. Selbst auf taktile Reize wie Berührung oder Schmerz reagiert er nicht. Ein Händeschütteln oder sogar ein Einklemmen der Hand in die Speichen des Rollstuhls wird nicht beachtet. Für ihn existiert seine betroffene Seite nicht mehr. Das kann so weit gehen, dass er sie nicht mehr pflegt, der Körper wird nur halbseitig gewaschen, gekleidet oder auch rasiert. Der Teller mit der Nahrung wird nur zur Hälfte gegessen, selbst wenn der Patient noch Hunger hat. Dreht man ihm den Teller um, so isst er weiter. Ein Getränk, das auf der betroffenen Seite steht, wird trotz Durst nicht genommen. Zeichnet er eine Uhr, so sind alle Zahlen auf der einen Hälfte abgebildet und die andere ist leer.

Die Anosognosie gehört auch in diese Gruppe der Störungen. Sie zeigt sich unter anderem darin, dass der Patient trotz Lähmung des Beins immer wieder versucht aufzustehen. Für die fehlgeschlagenen Versuche wird er jede nur erdenkliche Ausrede finden, z. B. dass seine Hose zu eng ist. Diese Störung kann sogar so weit gehen, dass der Patient wütend wird und seine Umgebung beschimpft, warum sie die Handtasche (so empfindet und bezeichnet er seinen Arm) immer wieder auf sein Bett legen.

Sprach- und Sprechstörungen

Eine weitere Gruppe sind die Sprach- (Aphasie) und Sprechstörungen (Dysarthrie). Bei einer Sprachstörung handelt es sich um eine falsche Zuordnung von Begriffen. Der Patient greift in die falsche Schublade und sagt z. B. statt des gemeinten: „Ich decke den Tisch" fälschlich: „Ich decke den Stuhl". In diese Kategorie gehört auch der Wunsch des Patienten: „Ich möchte ins Bett", wenn er eigentlich meint: „Ich muss zur Toilette". Dies führt zwangsläufig zu einem Konflikt, da die Pflegeperson den eigentlichen Wunsch des Patienten nicht erkennen kann und der Patient sich gegen die Hilfeleistung wehren wird. In manchen Fällen werden auch im Wort einzelne Buchstaben vertauscht oder durch andere ersetzt: „Pinne statt Pille".

Eine andere Form sind Wortfindungsstörungen bis hin zum vollständigen Sprachverlust. Es können einzelne Worte oder auch ganze Sätze

nicht gefunden werden. Hier wird dann versucht, Umschreibungen zu benutzen, die aber wiederum in einem Wortverlust enden.
Automatismen wie ein: „Da, da, da" sind für den Patienten ein völlig normaler Satz und bedeuten bei ihnen eventuell „Ich habe Hunger". Sie hören nicht die falschen Wörter, sondern sind der Meinung, sich klar und deutlich ausgedrückt zu haben. Das führt ebenfalls sehr häufig zu großen Konflikten zwischen den Beteiligten.
Zu diesen Problematiken kommt oftmals ein falsches Sprachverstehen hinzu, die Patienten können den Aufforderungen nicht mehr Folge leisten, da sie nicht begriffen haben, was gesagt wurde. Diese Patienten sind in der Regel auch nicht mehr in der Lage, sich schriftlich auszudrücken.
Bei der Sprechstörung (Dysarthrie) handelt es sich um eine Funktionsstörung der Sprechorgane. Das bedeutet, dass die Stimme verwaschen, leise, rau, dunkel bis zur Unverständlichkeit sein kann. Diese Patienten sind jedoch oftmals in der Lage, sich schriftlich zu äußern.

Patienten mit einer Dysarthrie leiden häufig auch unter *Kau- und Schluckstörungen*. Ihre Mund- und Gesichtsmuskulatur ist nicht mehr fähig, eine bewusste Aktion durchzuführen. Eine Gesichtslähmung wird als Fazialisparese bezeichnet. Störungen in diesem Bereich ziehen oftmals eine Kette von Problematiken nach sich.

Fazialisparese

Der Gesichtsausdruck der Patienten ist stark verändert, was bedeutet, dass sein Gegenüber die nonverbale Sprache nicht mehr richtig versteht. Die Mimik ist sehr ausdrucksarm geworden, was fälschlicherweise als Gefühlsarmut angesehen werden kann. Ein mitbetroffenes Augenlid, das nach innen gebogen oder herabhängend sein kann, führt zu starken Rötungen und einem Tränenfluss, der vielfach als Weinen interpretiert wird. Die eventuelle Austrocknung führt dann zu Entzündungen.
Nicht nur das Augenlid kann herunterhängen, sondern auch die Wange und somit auch die Lippen. Dadurch entsteht ein unkontrollierter Abfluss des Speichels und die Nahrungsaufnahme ist behindert. Nicht nur wird die betroffene Seite durch die ständige Feuchtigkeit wund, auch die Psyche leidet stark, da der Patient weiß, wie unansehnlich das herauslaufende Essen ist.
Eine Lähmung der Kau- und Zungenmuskulatur führt dazu, dass die Nahrung nicht mehr richtig verarbeitet oder transportiert wird. In diesen Fällen wird die Nahrung nicht genügend zerkleinert und entweder in der Wangentasche gesammelt – ohne dass es der Patient spürt –, in einem Stück heruntergeschluckt oder auch gar nicht geschluckt. Oftmals passt auch die Zahnprothese in diesen Fällen nicht mehr und eine Infektion, Wunden oder ein Soorbefall (Pilzbefall) sind die Folge.
Ist die Schlundmuskulatur betroffen, kann die Nahrung statt in die Speiseröhre in die Luftröhre gelangen, was zu einer Pneumonie (Lungenentzündung) führen kann. Unser natürlicher Schutzreflex, das Husten oder Würgen, wird nicht mehr spontan ausgelöst. Das Fehlen dieses Reflexes kann so weit führen, dass der Patient erstickt. In diesem Fall ist eine Ernährung über eine Magensonde, durch die Bauchdecke, notwendig.

Aber auch der umgekehrte Fall ist möglich, die Patienten haben ein gesteigertes Empfinden, können ihre Zahnprothesen nicht mehr tragen, da sie gleich würgen müssen oder können auch die Nahrung nicht aufnehmen ohne sie gleich wieder auszuspucken.

Insgesamt leiden die Patienten mit Kau- und Schluckstörungen sehr häufig an einer zu geringen Nahrungs- und Flüssigkeitszufuhr. Diese zu beheben ist sehr anstrengend und zeitaufwendig für sie und ihre Betreuer. Den Patienten fehlen ebenfalls die sozialen Kontakte, die sie früher beim gemeinsamen Essen gepflegt haben.

Ausscheidung

Die Probleme mit den *Ausscheidungen* sind ein weiteres Thema. Die Ausscheidungen unterliegen der Steuerung unseres Gehirns. Beim Stuhlgang kann es zu einer Verstopfung (Obstipation) kommen, indem die Muskulatur des Darms nicht mehr die volle oder gar keine Leistung mehr zeigt, andererseits kann die Muskulatur überaktiv sein, was zu Durchfällen (Diarrhö) führt.

Ein Ausfall des Schließmuskels am Enddarm führt zu einem dauerhaften unkontrolliertem Stuhlabgang.

In vielen Fällen können die Betroffenen ihre Blasenfunktion nicht mehr kontrollieren: entweder die Blase ist zu aktiv, sie fühlt sich dauerhaft voll an, oder der Blasenschließmuskel arbeitet nicht mehr und die Blase entleert sich ständig. Im Gegensatz dazu gibt es Patienten, deren Blase ständig gefüllt bleibt und bei weiterer Urinproduktion überläuft – ähnlich wie eine Badewanne, die weiterhin gefüllt wird, obwohl sie bereits voll ist. Es gibt auch den Fall, dass die Muskulatur sich gar nicht öffnet, der Urin steigt zu den Nieren auf und kann nur noch mit Hilfe eines Katheters abgelassen werden.

Einerlei ob es sich um Urin-, Stuhl- oder um beide Inkontinenzformen handelt, der Patient leidet stark darunter. Er zieht sich in den meisten Fällen völlig aus dem gesellschaftlichen Leben zurück. Jemand könnte merken oder riechen, was mit ihm los ist. Auch das von vielen sogenannte „Windeln", ein Wechseln der Einlage oder der Vorlage, bedeutet für viele, dass sie nur noch oder wieder den Status eines kleinen unmündigen Kindes haben.

Pflegerische Möglichkeiten der Rehabilitation nach einer Schädigung des Gehirns

Die Grundlage bildet hier das Wissen, dass unsere bisher ungenutzten Gehirnteile neue Aufgaben übernehmen können. Die Schwierigkeit besteht darin, dass die Vermittlung der Aufgaben sehr präzise sein muss, da das Gehirn nicht unterscheidet was richtig oder falsch ist. Wenn das Gehirn durch eine Bewegung, die falsch ausgeführt, wird Signale erhält, dann wird es auf Dauer diese Bewegung als normal ansehen und sie so ausführen. Das ist zum Beispiel bei Patienten passiert, die beim Laufen ihr Bein nach außen schwingen. Sie werden nur unter Aufbringen von viel Zeit, Übung und Geduld lernen, einen normalen Schritt zu gehen. Menschen, die sich lange Zeit unter Schmerzen bewegen, lernen eine Schonhaltung. Sind diese Schmerzen behoben, fällt es ihnen schwer, wieder ihr ursprüngliches Bewegungsmuster aufzunehmen. Bei einem hirngeschädigten Menschen Gehirnzellen eine Aufgabe übernehmen, über die sie noch keine Informationen haben. Das heißt alles wird gespeichert wie es ankommt, es gibt keine Kontrollstelle, die die Aufgabe bewertet.

Die durch die Lähmung stärker geschädigte Seite muss aber wieder in das Denken des Patienten aufgenommen werden und selbstverständlich an allen Aktivitäten des Lebens teilnehmen. Die exakte Durchführung der Bewegung oder anderer Aufgaben garantiert eine klare Übermittlung an die aufnehmende Gehirnzelle. Sie gibt die Aktivität genauso wieder wie sie sie aufgenommen hat.

Gestaltung des Umfeldes

Die Gestaltung des Umfeldes des Patienten ist von großer Bedeutung. Ist der Wohnbereich so gestellt und angeordnet, dass der Patient alles über seine weniger behinderte Seite machen kann, so hat er keinen Anreiz, die andere Körperhälfte mit einzubeziehen. Wenn aber alle Gegenstände und Aktivitäten hauptsächlich über die mehr geschädigte Seite angesteuert werden, so ist dies ein natürlicher Anreiz, der bereits ein Einbeziehen und somit eine Übermittlung einer Tätigkeit an die Zellen beinhaltet.

> **Achtung:** Besteht eine stärkere Einschränkung in der Wahrnehmung der mehr geschädigten Seite, genannt Neglect, oder eine größere Einschränkung des Sichtfeldes, genannt Hemianopsie, so ist es erforderlich daran zu denken, dass der Patient die Dinge auf der vom Neglect beeinflussten Seite nicht sieht oder gar nicht wahrnimmt. In diesem Fall wäre der Patient völlig von seiner Welt abgekoppelt. Ist er allein, so kann er seine Getränke oder andere Gegenstände nicht mehr erreichen. Es besteht für ihn kein Anreiz, da er über die geschädigte Seite nichts aufnimmt. Patienten mit dieser Störung sind aber eher selten. Falls noch unklar ist, ob ein Patient zu dieser Gruppe gehört, so kann ein Ergo- oder Physiotherapeut oder auch ein Arzt, die auf die Behandlung von hemiplegischen Patienten spezialisiert sind, darüber Auskunft geben. Sie können anhand von speziellen Tests sagen, ob es sich um eine Hemianopsie oder einen Neglect handelt.

Schlafzimmer

Es ist erforderlich, dass das Bett des Patienten so gestellt ist, dass ein Aufstehen zur behinderten Seite erforderlich ist. Das Liegen auf der betroffenen Seite vermittelt dem Gehirn mehr Informationen, das heißt, dass der Patient über die Auflagefläche mehr spürt als wenn die hemiplegische Seite keinen Kontakt mit der Auflage hat. Der Nachtschrank bietet ebenfalls auf dieser Seite stehend mehr Anreiz, den Arm zum Greifen zu nutzen und die betroffene Seite stärker wahrzunehmen, es muss aber möglich sein, Getränke zu erreichen.

Achtung: Hat der Patient Schluckstörungen so darf er in keinem Fall im Liegen trinken.

Wohnbereich
Im Wohnbereich lässt sich auch vieles so einrichten, dass ein Anreiz entsteht, die hemiplegische Seite zu benutzen. Ein Beistelltisch mit den Gegenständen, die ein Patient zu seiner Beschäftigung oder zum Essen und Trinken benötigt, lässt sich auf die geschädigte Seite stellen. Ein Radio oder Fernseher lässt sich ebenfalls etwas mehr zur Seite drehen. Das Fernsehen ist allerdings nur für Patienten geeignet, die nicht unruhig sind. Es ist dagegen nicht geeignet für Menschen, die Probleme haben, Informationen zu verarbeiten zu informieren. Handlungen und Informationen werden im Fernsehen in einer Schnelligkeit und Dichte vermittelt, die für hirngeschädigte Patienten nicht geeignet ist. Oftmals verstärkt sich durch das Anschauen von sehr aktiven Filmen die Unruhe der Patienten. Für sie ist es ohnehin viel sinnvoller sich aktiv zu beschäftigen, z. B. mit leichteren handwerklichen Tätigkeiten, mit Puzzeln, die mit nicht kindlichen Motiven und größeren Teilen erhältlich sind. Eine Mithilfe im Haushalt ist möglich und erwünscht. Wenn der Patient nicht mehr stehen kann, sind viele Arbeiten mit etwas Fantasie durchaus im Sitzen möglich. Das Bügeln von Wäsche gehört dazu – mit gewissen Einschränkungen ist es selbst mit einem Arm noch zu bewältigen. Zum Vorbereiten der Nahrung sind ebenfalls viele Hilfsmittel im Sanitätshandel erhältlich. Die Ideen lassen sich für jeden Patienten individuell auswählen. Jeder Hersteller bietet Kataloge über Hilfsmittel im Haushalt, die den jeweiligen Problematiken angepasst werden können: ein Einhänderbrett, das es jedem Patienten, der nur einen Arm einsetzen kann, ermöglicht, sein Brot selbst zuzubereiten. Dieses Einhänderbrett lässt sich zum Festhalten verschiedenster Utensilien nutzen. Wichtig ist, dass die Patienten nicht den ganzen Tag damit verbringen gar nichts zu tun. Erstens werden sie nicht angeregt, selbst wieder Aufgaben zu übernehmen, und zweitens nimmt das Selbstwertgefühl der Patienten sehr schnell ab, wenn sie merken, dass sie keine sinnvollen Aufgaben mehr in ihrem Leben haben und nicht einmal mehr für sich selbst sorgen können.

Essen und Trinken

Hilfsmittel

Im Küchenbereich lassen sich in den meisten Fällen – die Küche muss allerdings ausreichend groß sein – sinnvolle und anregende Beschäftigungen finden. Ein Einhänderbrett, zu kaufen im Sanitätshandel, ermöglicht es dem Patienten, sein Brot selbst zuzubereiten. Es kann ebenfalls zur Vorbereitung von anderen Nahrungsmitteln verwendet werden. Der Umgang ist schnell erlernt. Tellerranderhöhungen, die an jedem Teller befestigt werden können, verhindern das Abrutschen der Nahrung vom Teller. Eine Antirutschmatte unter dem Teller verhindert das Wegrutschen. Ein Keil unter dem Suppenteller hilft, die gesamte Suppe auslöffeln zu können. Es gibt inzwischen aber auch schon tiefe Teller, die schräg in einen Thermobehälter eingelassen sind.

Das Trinken ist besonders für Patienten mit einer Gesichtslähmung schwierig. Sie können einen schmalen Rand nicht mehr richtig spüren und verschütten deshalb häufig ihre Getränke. Viele schämen sich deshalb oder sind verzweifelt, weil ihre Kleidung ständig verschmutzt wird, und trinken deshalb zu wenig. Hier kann eine Tasse helfen oder ein Becher, der einen nach außen gebogenen Rand hat und etwas dicker gearbeitet ist. Dieser Rand bietet mehr Informationen für die Lippen, er wird aufgrund der größeren Auflagefläche besser wahrgenommen. Nicht zu empfehlen sind die sogenannten Schnabelbecher, sie bieten extrem wenig Auflagefläche und damit geringe Informationen, und eine hängende Unterlippe kann den Auslass nicht umschließen.

> **Achtung:** Vor der Nahrungsaufnahme muss immer auf den korrekten Sitz der Zahnprothese geachtet werden. Bei den meisten Patienten muss zunächst ein Zahnarzt eine vorhandene Prothese neu anzupassen. Durch den Gewichtsverlust und durch oftmals bestehende Lähmungen sitzt sie nicht mehr richtig und kann beim Essen zu Verletzungen führen. Für Patienten mit Schluckstörungen ist es wichtig, dass sie beim Trinken den Kopf nicht nach hinten beugen, sondern möglichst weit vorn lassen. Hier kann es hilfreich sein, den Trinkbecher auf der einen Seite auszuschneiden, damit es für die Nase eine Kerbe entsteht. Solche Plastikbecher sind auch im Sanitätshaus erhältlich.

Das Essen selbst ist für Patienten mit einer Schluckstörung schwierig, viele leiden nach kurzer Zeit an Unterernährung. Diesen Patienten muss bei der Nahrungsaufnahme sehr viel Zeit gegeben werden. Es ist darauf zu achten, dass die einzelnen Essenszeiten 20 Minuten nicht überschreiten, da die Patienten dann ermüden und sich nicht mehr konzentrieren können. Es steigt das Risiko des Verschluckens, und die Lust am Essen verringert sich weiter. Deshalb sollte die Nahrung in mindestens sechs Mahlzeiten aufgeteilt werden. Ein gemeinsam zubereitetes Essen kann dabei helfen, überhaupt Lust auf das Essen zu bekommen. Die Nahrung muss in schwereren Fällen passiert werden. Wenn der Patient zuvor gesehen hat, was er essen soll, entwickelt er nicht so schnell eine Abneigung gegenüber dem Essen. Welchen Grad der Schluckstörung ein Patient hat, kann nur ein ausgebildeter Logopäde oder ein erfahrener Arzt nach einer Schluckuntersuchung feststellen. Diese Diagnostik ist außerordentlich wichtig und muss in jedem Fall wiederholt werden, bevor die Ernährung umgestellt wird. Nur so ist es möglich, ein stilles Aspirieren (Verschlucken und Eindringen in die Luftröhre) zu vermeiden. Dieses stille Verschlucken, der Patient hat keinen Hustenreflex, führt rasch zu einer Lungenentzündung, die oftmals lebensbedrohliche Ausmaße annehmen kann.
Aus diesem Grund muss die Nahrungskonsistenz immer den Fähigkeiten des Patienten angepasst sein. Eine Aufstellung von geeigneten Nahrungsmitteln kann man bei einem Logopäden erhalten. Zusätzlich ist viel Fantasie gefragt, damit die Patienten ausreichend ernährt werden und nicht die Lust am Essen verlieren.

Beim Essen selbst sitzt der Patient immer in einer aufrechten Position, nur so kann das Risiko verringert werden, dass er sich verschluckt. Aufrechtes Sitzen ist auch wichtig, um Nahrung selbst zu sich zu nehmen. Das eigenständige Essen ist wichtig und fördert den Patienten. Es sollte immer darauf geachtet werden, die Nahrung nur so weit wie unbedingt notwendig vorzubereiten. Ein Brot zum Beispiel kann mit dem Einhänderbrett gut selbst zubereitet werden, und wenn es dann noch selbst abgebissen und nicht in vorbereiteten Stücken einfach in den Mund geschoben wird, dann ist dies gleichzeitig eine gute Übungseinheit, ohne dass der Patient dies bemerkt und ohne besonderen Zeitaufwand.

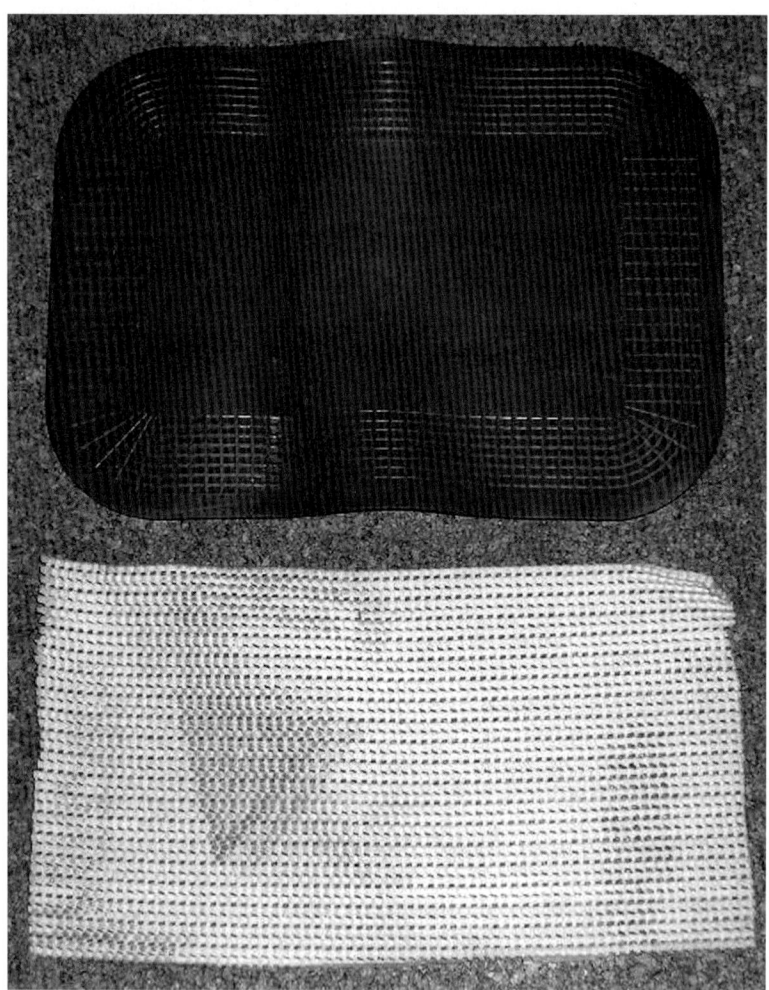

Abb. 6: Rutschfeste Unterlagen

5.1 Bewegungseinschränkungen

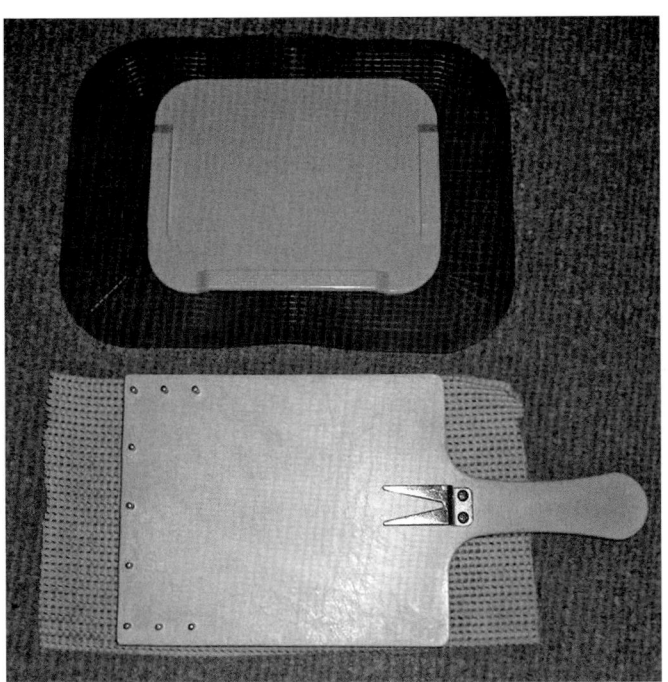

Abb. 7: Oben: ein Brotbrett mit Wegrutschkanten
Unten: ein Einhänderbrett

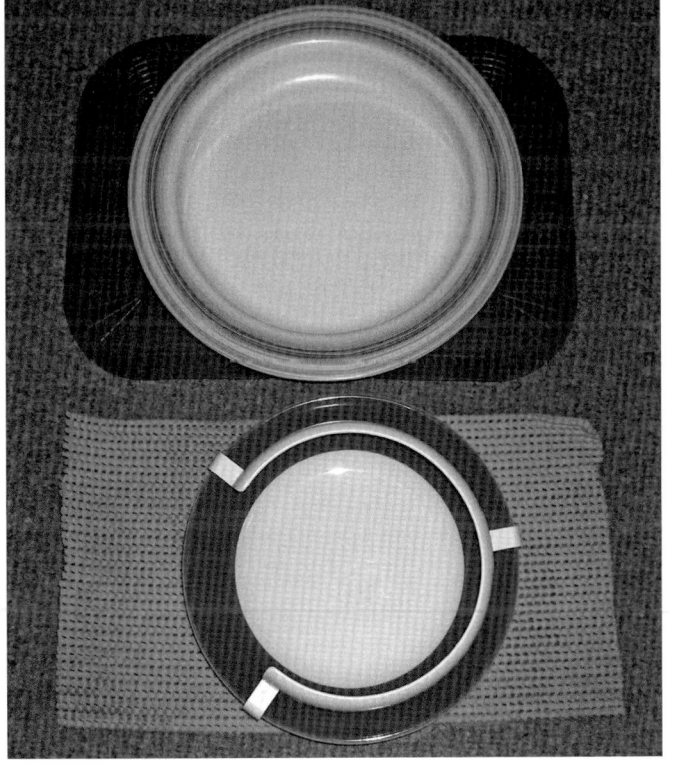

Abb. 8: Oben: ein Wärmeteller
Unten: Teller mit Randerhöhung

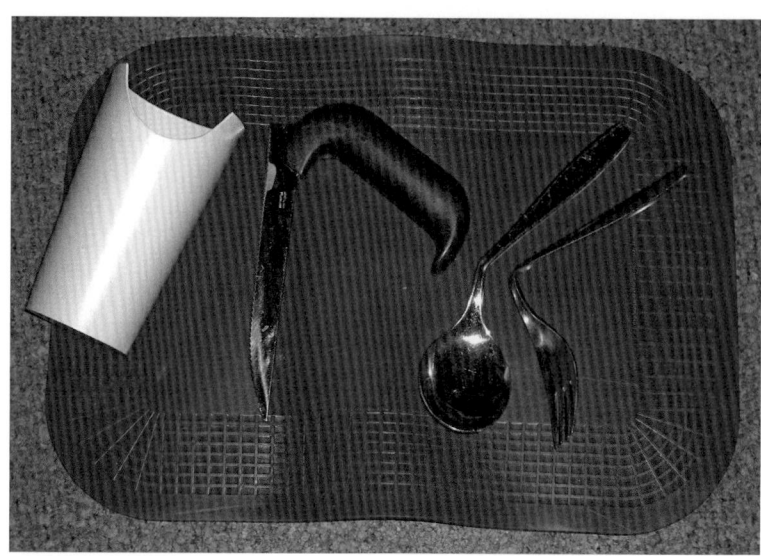

Abb. 9: Spezialhilfen für Schluckstörungspatienten und Hand-Arm-Behinderte

Mundpflege

Es ist erforderlich, dass eine gute Mundpflege nach dem Essen zur Routine wird. Oftmals verbleiben Speisereste in den Wangentaschen oder unter der Prothese, ohne dass dies bemerkt wird. Bei der Reinigung der Mundhöhle lässt sich schon durch kleine Stimulationen viel erreichen.

Aktivierungsmöglichkeiten

Im Mundbereich gibt es eine Vielzahl von Aktivierungsmöglichkeiten, und das mit ganz geringen Mitteln. Benötigt werden eine normale und eine elektrische Zahnbürste. Mit der normalen Zahnbürste können nicht nur die Zähne geputzt werden, sondern auch die Zunge, die bei vielen Patienten nur noch einseitig aktiv ist. Mehrmaliges Darüberstreichen mit den Borsten gibt dem Patienten bereits Informationen. Als nächstes streicht man die Wange aus. Zum Aktivieren der Zunge kann man den Patienten auffordern, Kreise, die man mit dem Finger um den Mund zieht, zu verfolgen. Von außen lassen sich besonders gut gelähmte Mundwinkel und Wangenmuskeln stimulieren. Durch die Vibrationen einer elektrischen Zahnbürste, die mit den Borsten nach außen gehalten wird, können die Lippen stimuliert werden, indem einige Male von außen bis zur Mitte über die Lippen gefahren wird. Dies wird auf der Innenseite ebenfalls gegengleich durchgeführt. Diese Form der Vibrationsaktivierung der Gesichtsmuskeln lässt sich ebenfalls bei der Wangenmuskulatur einsetzen Bei beiden Übungen sollte der Mund geschlossen sein.

Hautpflege

Sie kann ebenfalls ein sehr guter Aktivator sein, das Eincremen dient hier nicht nur der Pflege und zum Annehmen der eigenen Behinderung, welches durch die direkte Berührung gefördert wird, sondern gleichzeitig zur Aktivierung und Stimulierung der Muskulatur. Bei bestehender Fazialisparese lassen sich die gesunde Seite vom Jochbein zum Kinn und die hängende Seite vom Kinn zum Jochbein eincremen und aktivieren. Das eigenständige Eincremen ist hierbei wieder außerordentlich wichtig und erfolgt von den Finger- oder Fußspitzen zur Körpermitte durchgeführt. Hierbei kann die hemiplegische Hand unter Führung einer Pflegekraft mit eingesetzt werden. Dies braucht einige Übung der Pflegekraft, ist aber von großer Bedeutung.

Körperpflege

Die Körperpflege muss immer mit dem gleichen Ablauf stattfinden, der sich nach dem Patienten und seinen eigenen vorbestehenden Gewohnheiten richtet. Dies ist genauso wichtig wie die gerade Körperhaltung. Das Waschbecken darf nicht zu hoch sein, der hemiplegische Arm des Patienten muss auf dem Waschbecken abgelegt werden können, ohne dass die Schulter hochgezogen wird. Ist dies nicht der Fall, so werden ein höhenverstellbarer Stuhl und eine Fußbank gebraucht, auf die die Füße gestellt werden. Der Patient sitzt aufrecht vor dem Waschbecken und hat den Arm abgelegt. Wenn der Rand des Waschbeckens zu schmal ist, dann lässt er sich leicht mit einem zusammengefalteten Handtuch verbreitern. Ist beides nicht möglich, so ist es besser, den hemiplegischen Arm auf den Oberschenkeln zu lagern. Bei der Temperatur des Waschwassers ist zu beachten, dass viele Patienten Sensibilitätsstörungen haben und die Temperatur deshalb nicht richtig einschätzen können. Zusätzlich kann es bei größerer Wärme zu einer Begünstigung von Ödembildung in den hemiplegischen Körperteilen kommen. Das Waschen selbst erfolgt am besten mit einem etwas raueren Waschhandschuh. Beim Waschen ist es wichtig, von den Fingern in Richtung Körpermitte zu streichen und den Arm mit einzubeziehen. Beim Waschen selbst ist das oftmals nur unter Führung möglich, aber zum Beispiel zum Öffnen einer Zahnpasta- oder der Cremetube lässt sich die hemiplegische Hand als Haltehand gut einsetzen. Der Rücken lässt sich leicht mit einer Stielbürste oder einem Gästehandtuch waschen. Beides kann ebenfalls bei den Beinen und Füßen eingesetzt werden, besonders wenn die Patienten nicht in der Lage sind, ihre Beine übereinander zu schlagen, um sie zu waschen. Eine gute Übung für das Gleichgewicht ist das selbstständige Waschen des Intimbereichs im Stehen. Hier braucht der Patient oft Unterstützung, die aber eher in der Stabilisierung des Stehens als in der Abnahme der Tätigkeit besteht. Wenn der Patient noch nicht stehen kann, extrem ängstlich dabei ist oder sich sogar beim Stehen aus dem eigenen Gleichgewicht drückt (Puschersyndrom), dann wird der Unterkörper besser im Bett gewaschen.
Die Haare zu kämmen ist oftmals ein Problem, da die Spiegel in den meisten Badezimmern zu hoch hängen, um sich vom Stuhl oder Rollstuhl aus darin sehen zu können. Unter Umständen ist es notwendig einen weiteren Spiegel anzubringen oder zusätzlich aufzustellen.
Um die dritten Zähne gut zu reinigen, ist es angebracht, eine Nagelbürste zu kaufen, die an der Oberseite einen Saugnapf hat und somit

auf dem Waschbecken befestigt werden kann, wenn die hemiplegische Hand nicht ausreichend sicher als Haltehand eingesetzt werden kann.
Ein spezielles Problem bei der Körperpflege ist die spastische hemiplegische Hand. Dadurch dass die Finger in den meisten Fällen zu einer Faust geballt sind, bildet sich im Innenbereich eine feuchte Kammer, in der sich sehr schnell Infektionen und Wunden von zu langen Fingernägeln bilden können, die dann sehr schlecht heilen. Bei der Versorgung einer so gefährdeten Hand braucht der Patient Hilfe. Das Öffnen der Hand braucht meistens Geduld, je mehr Kraft aufgewandt wird, desto größer ist der Widerstand der Finger. Zum Öffnen der Hand sitzt der Patient am besten mit leicht nach vorn gebeugtem Oberkörper, die Schultern fallen leicht nach vorn. Ein deutliches, mehrmaliges Streichen über die Faust, von den Fingern in Richtung Unterarm, sowie ein anschließendes langsames Abspreizen des Daumens, ohne Gewalt, hilft meistens, die Hand zu öffnen. Nach der Reinigung muss ein Leinenläppchen zwischen die Finger und in die Handmitte gelegt werden, um die Hand so trocken wie möglich zu halten. Die Fingernägel müssen kurz gehalten und am besten rundgefeilt werden, um Verletzungen zu vermeiden. Die Patienten selbst spüren die Verletzung nicht.

Brillen Besonders schwer ist das Reinigen der Brille, hier braucht der Patient in den meisten Fällen Unterstützung. Beim Aufsetzen oder auch Abnehmen fassen die Patienten mit der ganzen Hand in die Brille und somit auch in die Gläser. Es muss unbedingt darauf geachtet werden, dass die Brille sauber ist und mit dem Bügel hinter den Ohren aufliegt, da viele diese Auflage nicht spüren.

Anziehen

Rahmenbedingungen Hier ist wieder eine gute Sitzposition wichtig. Das Anziehen auf einer wackeligen oder zu hohen Sitzfläche ist fast für jeden Patienten problematisch. Deshalb ist die Bettkante dafür ebenso ungeeignet wie es die meisten Rollstühle sind oder ein zu enger Armlehnenstuhl. Wichtig ist eine stabile Sitzfläche, sodass die Füße einen festen Stand auf dem Boden haben und sich um den Körper eine freie Zone befindet, die ein Umgreifen mit dem Arm zulässt. Bei Patienten, die noch viel liegen oder im Rollstuhl sitzen, ist weite Kleidung angebracht. Die Auswahl der Kleidung selbst wird weiterhin vom Patienten selbst bestimmt. Auch wenn ein Jogginganzug leichter zu handhaben ist als Rock und Bluse, die Patientin wird sich darin wohler fühlen als in einem Jogginganzug. Viele Kleidungsstücke lassen sich mit Gummibändern, Verlängerungen, Reißverschlüssen mit verlängertem Zugband oder ähnlichen Dingen so verändern, dass sie gut gehandhabt werden können. Die Reihenfolge beim Anziehen ist immer die gleiche, das erhöht den Lerneffekt. Bei Patienten, die ihre Handlungen nicht mehr planen können, wird die Kleidung in sinnvoller Reihenfolge bereitgelegt.
Der *BH* ist für viele Frauen nicht wegzudenken. Obwohl er besonders schwer anzuziehen ist, möchten viele Frauen nicht auf ihn verzichten.

Das Schließen auf dem Rücken ist aber nahezu unmöglich mit einer Hand. Deshalb wird der BH bereits vor dem Anziehen geschlossen. Ist er nicht elastisch, kann ein Gummi an beide Enden genäht werden, mit dem es dann möglich ist, den BH wie einen Pullover anzuziehen. *Pullover, Bluse, Hemd, Unterhemd, Jacke* werden von der Abfolge alle gleich angezogen. Die Bluse, das Hemd und die Jacke werden vor dem Anziehen bereits geschlossen. Die Halsöffnung muss groß genug sein, um den Kopf leicht hindurch zu lassen. Es ist von Vorteil, wenn die Bündchen an den Ärmeln sowie der Halsausschnitt nicht zu eng sind. Nachdem alle Vorbereitungen getroffen sind und die Kleidung der Reihenfolge des Anziehens nach bereit liegt, beginnt das Anziehen.

1. Der Patient sitzt mit leicht gespreizten Beinen und legt das Kleidungsstück mit der Vorderseite auf die Oberschenkel.
2. Der Ärmel des hemiplegischen Arms wird zwischen den Beinen hangen gelassen und die Rückenseite des Kleidungsstückes so weit über die Knie gezogen, dass in den Ärmel hineingesehen werden kann.
3. Der hemiplegische Arm wird jetzt mithilfe der gesunden Hand direkt vor die Öffnung des Ärmels gelegt. Der Patient beugt sich weit vor und lässt den Arm langsam in die Öffnung gleiten. Das Vorbeugen dient zum Lösen der Spastik sowie dazu, einen freien Raum zwischen dem Arm und der Flanke entstehen zu lassen.
4. Die intakte Hand krempelt die Kleidung am Rückenteil so weit auf, dass sie den Ärmel anziehen kann. Der Ärmel muss bis über die Schulter angezogen werden, wird er nur bis zum Ellenbogen angezogen, dann schnellt er unter Umständen hoch, wenn das Kleidungsstück über den Kopf gezogen wird, und dem Patienten ins Gesicht.
5. Der Patient richtet sich jetzt wieder auf, aber nur so weit, dass er gerade sitzt.
6. Der gesunde Arm wird nun in den anderen Ärmel geschoben. Durch Streifen des Armes am Bein entlang lässt er sich weiterschieben.
7. Die Hand greift nun mit dem Daumen in die hintere Kante des Halsausschnitts des Kleidungsstücks und zieht alles bei gleichzeitigem Vorbeugen des Oberkörpers über den Kopf.
8. Beim erneuten Aufrichten ist es wichtig, das Kleidungsstück über die Schulter des gelähmten Armes zu schieben, hier bleibt es in den meisten Fällen hängen.
9. Der Sitz wird noch einmal kontrolliert, besonders in der Achsel des hemiplegischen Arms entstehen häufig Einklemmungen, die nicht gespürt werden und so zu Schäden führen.

Unterhose und Hose sind leichter anzuziehen, wenn sie weit genug sind. Um das Herunterrutschen von nicht elastischen Hosen zu verhindern, lässt sich gut ein festeres Gummiband zwischen Knopfloch und Knopf anbringen. So rutscht die Hose beim Aufstehen nach dem Toilettengang oder dem ersten Anziehen morgens nicht vollständig herunter. Als Verschluss eignet sich ein Druckknopf eher nicht, da beide Seiten direkt übereinander gehalten werden müssen. Am leichtesten sind größere Knöpfe oder stabile Metall-Jeansknöpfe. Sie sind gut zu fassen und so besser zu platzieren. Beim Anziehen der Hosen wird folgende Vorgehensweise eingehalten:

1. Der Patient schlägt das hemiplegische Bein über das gesunde Bein. Dafür nimmt er die nicht hemiplegische Hand und legt sie vor das Knie des hemiplegischen Beins und hebt es an. Schafft er es nicht mit einer Hand, dann faltet er die beiden Hände und schiebt sie über das Knie (nicht zu tief dann geht der Unterschenkel zu weit zurück).
2. Jetzt wird erst die Unterhose über den Fuß gestreift und danach die Hose. Beides wird bis zum Knie hochgezogen.
3. Das hemiplegische Bein wird nun langsam wieder auf den Boden gestellt und das andere Bein schlüpft in die Hose.
4. Beide Hosen werden bis über die Knie hochgezogen.
5. Kann der Patient stehen, stellt er sich – *ohne Strümpfe* – hin und zieht die Hose hoch. Kann er noch nicht stehen, so muss er sie durch mehrmaliges Verlagern des Gleichgewichts und Anheben des Gesäßes Stück für Stück anziehen. Das Schließen der Hose geschieht immer im Sitzen.

Strümpfe und Schuhe: Stümpfe dürfen kein strammes Bündchen haben, das hemiplegische Bein neigt dazu Wasser einzulagern und so würde das Bündchen einschneiden. Schuhe mit normaler Schnürung sind für die meisten Patienten nicht zu schließen. Benutzt werden können Klettverschlüsse, Schnallen oder auch Gummischnürbänder, die nicht geöffnet werden müssen (erhältlich in einem guten Schuhgeschäft oder im Sanitätshandel). Getragen werden immer flache und geschlossene Schuhe. Die Sturzgefahr ist hoch, wenn der Schuh nicht den ganzen Fuß umschließt. Bei hohen Absätzen kann der Patient das Gleichgewicht nicht halten. Wollene oder extrem weiche Schuhe sollten nicht getragen werden, solange der Patient noch ein wenig laufen kann, da sie keinen Halt bieten. Das Anziehen läuft folgendermaßen ab:

1. Das hemiplegische Bein wird wie beim Anziehen der Hose übergeschlagen.
2. Mit der Hand in den Strumpfschaft greifen, so weit, dass er mit Daumen und kleinem Finger gespreizt werden kann.
3. Mit gespreizten Fingern den Strumpf über die Fußspitze schieben und die Hand herausziehen.
4. Den Strumpf nun über den ganzen Fuß ziehen.
5. Die Schuhe werden ebenfalls bei übergeschlagenen Beinen angezogen.
6. Ist das nicht möglich, dann wird der Schuh auf den Boden gestellt und der Fuß von oben eingeführt.
7. Mit einem langen Schuhlöffel lässt sich der Fuß dann ganz in den Schuh schieben.

Ausziehen

Das Ausziehen erfolgt immer im Sitzen. Nach vorn muss genügend Platz vorhanden sein, damit der Patient nirgendwo mit den Armen anschlägt. Blusen und Hemden lassen sich leichter ausziehen, wenn die Knöpfe geöffnet sind. Das Ausziehen läuft folgendermaßen ab:

Der Oberkörper

- Die Kleidungsstücke werden aus dem Hosenbund genommen.
- Der Oberkörper wird wieder leicht nach vorn gebeugt und die gesunde Hand greift in den Nackenbereich und rafft die Kleidung etwas zusammen.
- Die Kleidung wird nun von hinten über den Kopf gezogen.
- Die gesunde Hand zieht den hemiplegischen Arm als erstes aus. Es ist dabei darauf zu achten, dass nicht am Arm gerissen, sondern die Kleidung mit etwas Geduld herabgestreift wird.
- Als letztes wird dann der andere Arm ausgezogen. Ein Abstreifen am Hosenbein kann dabei oft helfen.

Der Unterkörper

- Patienten mit der Möglichkeit zu stehen öffnen im Sitzen die Hose und stehen dann auf, um sie bis oberhalb des Knies herunter zu lassen.
- Patienten ohne Stehmöglichkeit öffnen die Hose und ziehen sie nach dem Prinzip des wechselseitigen Anhebens des Gesäßes bis oberhalb der Knie herunter.
- Jetzt wird wieder das hemiplegische Bein übergeschlagen und der Schuh und der Strumpf ausgezogen.
- Danach wird der andere Fuß genauso entkleidet.
- Die Hose wird ganz heruntergelassen und erst das gesunde Bein ausgezogen und dann das hemiplegische Bein übergeschlagen und von der Hose befreit.

5.1.3 Einschränkungen durch das Parkinson-Syndrom

Diese Bewegungseinschränkungen entstehen nicht wie die oben beschriebenen durch ein akutes Ereignis, sondern verstärken sich schleichend. In vielen Fällen besteht über längere Zeit eine andere Verdachtsdiagnose – wie etwa Wirbelsäulenschaden. Das Parkinson-Syndrom entsteht durch Veränderungen von Nervenzellen im Gehirn, die Dopamin produzieren. Unser Körper braucht Dopamin, um Informationen ausreichend weiterzugeben. Es vermittelt zum Beispiel bei einem Schritt, ob bestimmte Muskeln angespannt oder entspannt werden, um das Bein zu heben. Diagnostiziert wird das Parkinson-Syndrom nur aufgrund der Symptome und der Krankengeschichte, in den überwiegenden Fällen treten Symptome erst nach dem 65. Lebensjahr auf.

Symptome

Eines der *Leitsymptome* ist die Verlangsamung von Bewegungen, nicht nur in der Durchführung, sondern auch im Beginn und im Beenden, auch *Hypokinese* **oder** *Akinese* genannt.

Das bedeutet, der Beginn des Laufens verzögert sich sehr lange, Hindernisse, selbst visueller Art (Striche auf dem Boden), können nicht überwunden werden. Das Gangbild ist kleinschrittig, es fehlt der Armschwung, die Füße schlurfen über den Boden und das Drehen wird mit einer hohen Anzahl von Schritten durchgeführt.

Bei dem zweiten Symptom handelt es sich um einen anhaltenden Widerstand gegen eine Dehnung, *Rigor* genannt. Es zeigt sich durch eine leicht nach vorn gebeugte Körperhaltung, eine Unfähigkeit den Körper zu entspannen. Der Kopf, der im Liegen angehoben wurde, kann nicht mehr in die vorherige Stellung auf dem Kopfkissen zurückgelassen werden. Es kommt immer wieder zu Bewegungen, die wie eine Zahnradbahn wirken. Mikroskopisch kleine Bewegungen laufen nacheinander ab. Dem Widerstand in der Bewegung wird für Bruchteile einer Sekunde nachgegeben und wieder zurückgenommen. Auf Dauer entwickelt sich ein Rundrücken, eine Flexion der Hüfte und der Knie, die Arme sind leicht nach innen gebeugt und hängen nicht mehr locker herab. Das Laufen wirkt instabil und unsicher, da keine ausgleichenden Bewegungen mehr möglich sind.

Als drittes Symptom kommt der *Tremor* hinzu. Tremor bedeutet übersetzt Zittern. In diesem Fall handelt es sich um ein Zittern in Ruhe. Es verringert sich, wenn der Patient eine gezielte Bewegung ausführt, ist aber nicht ganz verschwunden. Der Tremor bei Parkinson-Patienten hat eine typische Frequenz von vier bis sieben Schlägen in der Sekunde.

Weitere, den Alltag einschränkende Symptome der Parkinson-Erkrankung

Kreislaufregulationsstörungen: Ein zu niedriger Blutdruck, besonders stark absinkend bei größeren Bewegungen wie dem Aufstehen, wird durch die Medikamente noch verstärkt. Es kommt immer wieder zu Problemen bei der Mobilisation. Stürze sind häufig die Folge.

Seborrhö: Die Talgproduktion im Gesichtsbereich nimmt zu und führt zu einem Salbengesicht, was häufige Entzündungen und Akne zur Folge haben kann.

Vermehrte Speichelproduktion und -ansammlung: Durch den meistens offen stehenden Mund wird vermehrt Speichel produziert, durch die verringerte Schluckaktivität verbleibt er im Mund. Die Folgen sind häufiger Speichelfluss aus einem Mundwinkel oder auch eine Lungenentzündung, weil der Speichel in die Luftröhre abfließt.

Kau- und Schluckstörungen: Schon die Nahrungsaufnahme ist durch das langsame Zuführen ein Problem. Der große Zeitaufwand, der nötig ist, um genügend Nahrung aufzunehmen, führt oft zu einer Unterernährung. Die Kaubewegungen und der Schluckakt erfolgen extrem langsam. Flüssige Nahrung und Getränke geraten dabei in die

Luftröhre, führen zu Hustenanfällen und auf Dauer zu einer Lungenentzündung.

Miktionsstörungen: Der Harndrang ist deutlich schneller zu spüren, gleichzeitig ist der Blasenmuskel nicht mehr ganz gezielt zu steuern und öffnet sich meistens sehr langsam. Die Folge ist ein sehr häufiger Harndrang mit geringen Ausscheidungsmengen und Restharn in der Blase, der langfristig vermehrt zu Blasenentzündungen führen kann.

Potenzstörungen: Der Wunsch nach sexueller Aktivität nimmt ab. Die Erektionsfähigkeit der Männer reduziert sich ebenso wie die Fähigkeit zur Ejakulation.

Störungen des Magen-Darm-Trakts: Da durch die Peristaltik der Darmmuskulatur der Nahrungsbrei transportiert wird, ist die Passage des Darms deutlich verlängert, was zu Verstopfung, Völlegefühl und Hämorrhoiden führen kann. Auch werden viele Medikamente über den Darm aufgenommen. Eine deutliche Störung bedeutet eine veränderte Resorption der Medikamente.

Bewegungseinschränkungen der Augenmotorik: Die Anpassung der Augen an veränderte Lichtverhältnisse verringert sich in ihrer Geschwindigkeit. Der Lidschlag ist verringert. Es kommt zu Entzündungen der Augen und zu einem verlangsamten Erkennen von in der Nähe befindlichen Gegenständen.

Atemstörungen: Die Frequenz der Atmung erhöht sich. Bei Belastung kann es zu Atemnot aufgrund der verlangsamten Atemmuskulatur kommen. Die Sprache des Patienten wird unrhythmisch, da das Atmen nicht mehr sinnvoll in den Satz eingebaut werden kann und auch nicht mehr zur Betonung eingesetzt wird.

Temperaturdysregulation: Bei hohen Temperaturen ist es möglich, dass der Körper sie nicht mehr ausgleicht und somit die Körpertemperatur ansteigt.

Schlafstörungen: Hier sind vier unterschiedliche Problematiken relevant: Als erstes kommt es – bedingt durch die Nebenwirkung der Medikamente – sehr häufig zu Albträumen und Unruhe. Zweitens fehlt dem Parkinson-Patienten die natürliche Bewegung im Schlaf, die besonders wichtig ist um unseren Körper zu entspannen. Drittens kommt es zu einem Restless-Legs-Syndrom (unruhige Beine), bei dem die Beine ständige in Bewegung sind. Darüber hinaus kann der Betroffene sich nicht selbst im Bett drehen.

Kognitive Störungen: Sie zeigen sich durch eine Verlangsamung der Denkabläufe. Das bedeutet, das Denkniveau bleibt in den meisten Fällen zwar unverändert, der Denkprozess ist jedoch verlangsamt. Hinzu kommen die fehlende Mimik und der offene Mund, sodass das Gesamtbild bei Außenstehenden oftmals den Eindruck von fehlender Intelligenz oder Demenz erweckt.

Schmerzen: Sie sind häufig schon vor der Diagnose vorhanden. Durch das Ungleichgewicht zwischen Muskelanspannung und Entspannung entstehen Schmerzen im ganzen Körper. Später entstehen sie bei einem Ungleichgewicht in der Medikamentendosierung. Lässt die Wirkung nach oder sind die Medikamente nicht nach Vorgabe genommen, resultiert ein Auf und Ab.

Depressionen: Eine Vielzahl der Patienten leidet unter Depressionen. Die Diagnose ist schwierig, da der Unterschied zu den beim Parkinson-Syndrom auftretenden Symptomen kaum zu erkennen ist. Sie führen zu einer weiteren Verlangsamung der Bewegung, die Motivation an der Behandlung mitzuwirken sinkt. Das Gefühl der Hoffnungslosigkeit lähmt den Patienten.

Maßnahmen der pflegerischen Rehabilitation

Um überhaupt die Möglichkeit einer Förderung des Patienten zu haben, ist eine gute medikamentöse Einstellung notwendig. Hierzu bedarf es einer genauen Beobachtung und Protokollierung, besonders der Bewegungsfähigkeit und der anderen bei dem Patienten vorhandenen Symptome. In der nachstehenden Tabelle wird nach Fremd- und Eigenbeurteilung der gesamte Tag des Patienten festgehalten. Wichtig ist, wann er seine Medikamente erhalten hat, wann der gewünschte Erfolg sichtbar wird und wann er wieder abklingt. Die Symptome sind je nach Patient anzupassen.

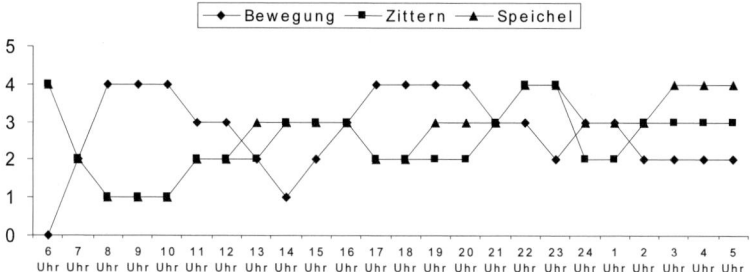

Abb. 10: Bewegung – Zittern – Speichel

Die linke Leiste stellt den Grad der Symptome dar, zum Beispiel wird bei Bewegungsunfähigkeit die Null eingetragen und bei guter Bewegungsfähigkeit die Fünf. Das Diagramm wird jetzt noch mit der Gabe der Medikamente verglichen. So ist es möglich die Medikamenteneinnahme so zu steuern, dass der Patient einen für ihn sinnvollen Tagesablauf gestalten kann. Der Einsatz der unterschiedlichen Medikamente und ihrer Kombination ist Arztsache und darf nicht von anderer Hand verändert werden. Die Darreichungsform kann sich jedoch verändern. Sie richtet sich in den meisten Fällen danach, ob ein Patient gut schlucken kann. Mögliche Darreichungsformen sind Tabletten (schnellere Wirkung), Retardkapseln (langsamerer Wirkungseintritt, dafür länger gleichbleibende Wirkung), Lutschtabletten (lösen sich bereits im Mund, gut geeignet auf bei größerer Schluckproblematik), Retardpflaster (bieten bei bestimmten Medikamenten und bei einer guten Resorptionsfähigkeit der Haut eine große Gleichmäßigkeit in der Wirkstoffabgabe und müssen nicht geschluckt werden).

Ein weiteres Problem ist die Aufnahme der Medikamentenwirkstoffe im Körper. Die Medikamente müssen mindestens eine halbe Stunde *vor* einer Mahlzeit eingenommen werden sowie frühestens zwei Stunden *nach* einer Mahlzeit.
Die Medikamente haben den gleichen Weg im Körper wie Eiweiße. Das ist bei einer Reihe von Medikamenten so. In den Beipackzetteln wird bei diesen speziell darauf hingewiesen. Bei gleichzeitiger oder direkt aufeinander folgender Einnahme wird das Medikament verzögert resorbiert, was den Wirkstoffspiegel beeinträchtigt. Aus diesem Grund wird generell darauf geachtet, dass der Patient nicht zu viel Eiweiß zu sich nimmt. Eine Tagesmenge von 1 g/kg Körpergewicht reicht, um eine gute Ernährung zu gewährleisten. Ist diese Beschränkung aus bestimmten Gründen – wie zum Beispiel Unterernährung oder schlecht heilende Wunden – nicht einzuhalten, so wird darauf geachtet, dass die Einnahme möglichst hinsichtlich Menge und Zeit gleichmäßig bleibt. Eine vermehrte Eiweißzufuhr ist in solchen Fällen am Abend günstiger als am Morgen.
Ob ein Parkinson Patient fähig ist, an der Reha teilzunehmen, richtet sich in erster Linie nach seinen aktuellen Möglichkeiten sich zu bewegen. Das heißt, es muss immer sehr genau darauf geachtet werden, in welchem Zustand der Patient aktuell ist. Dies erfordert eine gute Beobachtungsfähigkeit und Flexibilität von den Pflegenden. Ein Patient, der seine Medikamente morgens noch nicht erhalten hat, ist oftmals nicht in der Lage mitzuarbeiten, während dies eine Stunde nach der Einnahme problemlos möglich sein kann. Herauszufinden, ob es sich bei einem *nicht Können* um ein Symptom der Parkinson-Erkrankung oder um eine Depression handelt, erfordert viel Einfühlungsvermögen und Wissen über die Erkrankung.

Gestaltung des Umfeldes
Die größte Problematik des Parkinson-Patienten sind die Stolperfallen. Durch die Kleinschrittigkeit und das Fehlen von Ausgleichsbewegungen sind Stürze eine häufige Komplikation der Erkrankung. Die Patienten stolpern und sind nicht mehr in der Lage, sich selbst aufzurichten. Um das Stürzen zu vermeiden, ist es notwendig, das Umfeld möglichst hindernisfrei zu gestalten (s. Kapitel 1).

Von großer Bedeutung sind aber die Schuhe und der Untergrund, auf dem der Patient läuft. Der Parkinson-Patient hebt die Füße oftmals nicht richtig vom Boden, schlurft. Dadurch bleibt er bei stumpfem Untergrund und weichen Gummisohlen leicht hängen. Ebenso lässt sich häufig eine immer schneller werdende, kleinschrittige, nach vorn gebeugten Laufart beobachten, die Stürze forciert. Die Schuhe des Patienten werden immer dem jeweiligen Untergrund angepasst. Teppiche sind eine große Hürde, die Kanten sind fast nicht zu überwinden. Es bedeutet ein Hindernis, wenn sich plötzlich der Untergrund verändert, wenn sich zum Beispiel an einen Holzfußboden eine gefliese Fläche anschließt. Das bedeutet eine Blockade für die Patienten. Sie verlieren ihren Laufluss. Genauso verhält es sich bei optischen Veränderungen, zum Beispiel von heller Beleuchtung ein dunkler Raum betreten wird. Dies ist eine optische Schwelle, die

Schuhwerk und Böden

schwer zu überwinden ist. Diese Problematiken sind nur zu verhindern, wenn möglichst wenig materielle Hindernisse vorhanden sind und alle optischen entfernt werden. Das bedeutet: kaum Möbel in den Hauptlaufwegen, keine Veränderungen des Untergrundes und gleichbleibendes Licht in allen Räumen, in denen sich der Patient bewegt. Türen müssten offen stehen. Sitzgelegenheiten sollten möglichst hoch sein, um den Aufstehwinkel so gering wie möglich zu halten. Dies gilt besonders für das Bett. Hier ist es von großem Vorteil, wenn es über eine elektrische Verstellmöglichkeit des Kopfendes verfügt, damit der Patient seine Tabletten im Bett einnehmen kann, ohne sich zu verschlucken.

Das Aufrichten des Oberkörpers ohne die vorherige Einnahme der Medikamente ist für Parkinson-Patienten sehr schwer. Zu bedenken ist, dass der Patient unter Umständen den Knopf nicht rechtzeitig loslassen kann. Es muss daher einen geeigneten Endpunkt des Hochstellens geben. Die Höhe der Toilette ist häufiger ein Problem, sie sollte mit Toilettensitzerhöhungen angepasst werden. Ein großes Hindernis ist der Toilettendeckel. Durch die meistens bestehende Dranginkontinenz haben es die Patienten oft „innerlich" sehr eilig (sie wollen nicht einnässen), stehen vor der geschlossenen Toilette und können den Toilettendeckel nicht hochheben. Sie werden in ihrer Bewegung gebremst und können nicht mehr weiter. Hier hilft es ihnen, wenn der Deckel oben bleibt oder im schlimmsten Fall bei einer großen Zahl von Nutzern einfach abgeschraubt wird.

> Das Problem des Nicht-Loslassen-Könnens sollte immer bedacht werden, wenn ein Parkinson-Patient Maschinen bedient. Selbst eine Brotschneidemaschine kann zu einer Gefahr werden. Das heißt aber nicht, dass er sie nicht mehr bedienen darf. Es ist nur außerordentlich wichtig, sich zu überlegen, wie die Vorsichtsmaßnahmen aussehen müssen, wenn die Maschine nicht rechtzeitig abschaltet.

Mobilisierung und Bewegung fördern
Das ist nur möglich, wenn die Medikamente bereits ihre Wirkung zeigen. Das heißt, man kann in den anderen Phasen nicht fordern oder erwarten, dass der Patient sich natürlich bewegt. In jedem Fall muss bedacht werden, dass der Patient trotz der Medikamente nicht seine ursprüngliche Bewegungsmöglichkeit wiedererlangt. Wichtig ist das Training, um die vorhandenen Fähigkeiten zu erhalten. Ebenso wichtig ist jedoch das Erarbeiten von Strategien, mit denen der Patient sich selbst in problematischen Situationen helfen und somit die Selbstständigkeit so lange wie möglich aufrecht erhalten kann. Zu beachten ist die Komplikation der Kreislaufregulationsstörung. Besonders für das morgendliche Aufstehen muss ausreichend Zeit eingeplant werden. Ein langsames seitliches Aufsetzen mit einer längeren Phase, in der nur die Beine aus dem Bett hängen, hilft, ein zu schnelles Absacken des Blutdrucks zu verhindern. Sitzt der Patient an der Bettkante, braucht er noch etwas Zeit, bevor er aufsteht. Ein

Pendeln der Arme und Beine eignet sich gut, um den Kreislauf anzuregen und dient gleichzeitig als Gleichgewichtsübung.

Hier ist das Aufstehen ohne seitliche Armlehnen von großer Wichtigkeit. Seitliche Armlehnen verhindern das Vorbeugen des Oberkörpers über die Knie. Das ist jedoch erforderlich, um den Schwerpunkt zu überwinden. Ein zu schwungvolles nach vorn Beugen des Oberkörpers kann nicht abgefangen werden, sodass ein Sturz die Folge sein kann. Die fließende Bewegung des Aufstehens kann mit Hilfe der Pflegekraft geübt werden. Die Pflegekraft steht vor dem Patienten, fasst ihn so an den Händen, dass die linke Hand der Pflegekraft die rechte des Patienten nimmt und die rechte Hand die linke des Patienten. Die Innenflächen der Hände der Pflegekraft werden dabei nach innen rotiert und zeigen dann nach außen. Die Pflegekraft holt den Oberkörper des Patienten mit einer möglichst fließenden Bewegung erst nach unten vorn (die Hände sind unterhalb und vor den Knien) und dann mit einer gleichzeitigen Außenrotation der eigenen Hände nach oben. Wichtig ist der fließende Übergang der Bewegung. Es bedarf einiger Übung, bis diese Bewegung von der Pflegekraft sinnvoll ausgeübt werden kann. Bei guter Ausführung ist es sogar möglich, schwer betroffenen Patienten das Aufstehen zu ermöglichen. Nach dem Hochkommen muss darauf geachtet werden, dass es beim ersten Stehen wieder Kreislaufprobleme auftreten können. Ist diesem Problem mit kreislaufstärkenden Übungen nicht entgegenzuwirken, gibt es auch noch die Möglichkeit, Kompressionsstrümpfe, besser noch Strumpfhosen, vor dem Aufstehen anzuziehen. Das ist aber in den seltensten Fällen selbstständig möglich.

Aufstehen aus dem Sitzen

Losgehen und Laufen
Startschwierigkeiten lassen sich in unterschiedlichster Form angehen. Grundsätzlich ist es wichtig, dass der Patient immer die gleichen Rituale und Abläufe benutzt. Sinnvoll ist, dass er immer mit demselben Bein den ersten Schritt macht. Manchen hilft es, sich selbst im Stillen ein Lied mit Gehrhythmus vorzusingen oder einen Rhythmus auszuzählen. Als Anlaufmöglichkeit dient bei einigen ein minimales Hindernis wie ein vorgehaltener Stock, der hilft, das richtige Bein zu heben. Grundsätzlich lassen sich diese Möglichkeiten auch außerhalb einsetzen. Oftmals kommt es gerade außerhalb zu vermehrten Problemen, wenn ein Patient zum Beispiel an einer roten Ampel stehen bleiben muss oder der Straßenbelag sich ändert. Manchmal reicht schon ein kleiner Hund oder ein anderes Hindernis, dem wir leicht ausweichen würden, um den Patienten zum Stehenbleiben zu bringen.
Das weitere Problem ist die Sturzgefahr, wenn der Patient zu schnell läuft. Hier hilft auch in manchen Fällen das eigene Singen. Ansonsten gibt es nur das häufige rhythmische Üben.

Die Hilfsmittel zum Laufen wie ein Gehbock, Handstock oder Rollator müssen in jedem einzelnen Fall ausprobiert werden. Bei Patienten mit Anlaufschwierigkeiten kann es ihnen bei guter Übung als Anreiz dienen. Ein Gehbock ist in den meisten Fällen eher hinderlich,

Hilfsmittel

da er den Fluss der Bewegung unterbricht. Ein Rollator kann bei Patienten, die zum Schnellerwerden neigen, zu größerer Schnelligkeit antreiben. Deshalb kann die Nutzung solcher Hilfsmittel immer nur in Zusammenarbeit mit den Therapeuten erarbeitet werden. Die Nutzung von Musik zur eigenen Stimulation kann von jedem selbst ausprobiert werden. Vielen Patienten hilft ein Abspielgerät mit einem kleinen Kopfhörer. Die Bedienung muss schnell und einfach erfolgen können und vom Patienten zuvor selbst erprobt werden.

Essen und Trinken
Das Essen und Trinken ist beeinflusst von den Faktoren des vermehrten Speichelflusses, den Kau- und Schluckstörungen, den Atmungsproblemen, der Essgeschwindigkeit und den Problemen, die Nahrung zum Mund zu führen. Bedacht werden müssen zusätzlich der Ernährungszustand sowie die Problematik der Medikamenteneinnahme.

Hilfsmittel — Die Nahrung zum Mund führen bedeutet oft ein unüberwindliches Hindernis, da die Bewegung eine Koordination von Handlungen bedeutet. Bis der Löffel den Weg zum Mund gefunden hat, ist der Arm bereits gesunken und das Essen vom Löffel gefallen. Hier hilft es, das Besteck leicht nach innen zu biegen. Bei nicht zu stabilem Material lässt es sich biegen, indem man eine Tischkante oder ähnliches zu Hilfe nimmt. Um ein besseres Festhalten zu ermöglichen, kann man ein Stück Schaumstoffrohrisolierung um den Griff befestigen. Ist er zu dünn, lässt sich der Griff mit Krepp- oder Isolierband umwickeln. Es gibt dieses Besteck aber auch in einem Sanitätshandel fertig zu kaufen. Damit das Essen nicht kalt wird und damit nicht mehr schmeckt, kann gut ein Wärmeteller genutzt werden. Diesen gibt es heute bereits ohne Kindermotive, ebenso sollten darauf geachtet werden, Servietten oder Umhängetücher nicht mit Kindermotiven zu wählen. Für die Motivation zu essen und die benötigte Zeit, um ausreichend Nahrung zu sich zu nehmen, ist es sehr wichtig, sich nicht wie ein Kleinkind oder Säugling behandelt zu fühlen.
Parkinson-Patienten kauen und schlucken deutlich langsamer. Um ein Verschlucken zu vermeiden, sollte erst der Mund vollständig leer sein, bevor neue Nahrung nachgegeben wird. Das aufrechte Sitzen beim Essen sollte eine Selbstverständlichkeit sein. Herunterspülen der Nahrung mit Flüssigkeit ist tabu, da das Trinken von Flüssigkeiten in den meisten Fällen noch schwieriger ist als das Einnehmen von festerer Nahrung. Getränke rinnen so schnell in die Speiseröhre, dass der Patient mit dem Schlucken nicht mehr mitkommt. sollten aus einem ausgekerbten Becher getrunken werden, damit der Kopf nicht so weit nach hinten gestreckt wird. Reicht dies nicht mehr aus, der Patient verschluckt sich noch immer, dann müssen die Getränke angedickt werden. Wenn der Patient seinen Becher nicht mehr selbst halten kann, dann kann ein Strohhalm helfen, selbstständiges Trinken zu ermöglichen. Die Die einzelnen Bissen und Schlucke müssen klein gehalten werden, da der Rhythmus der Atmung in vielen Fällen nicht mehr auf das Kauen und Schlucken abgestimmt ist. Wenn dies beobachtet wird, ist ein Einüben von gleichbleibenden Abläufen notwendig, um ein wiederholtes Verschlucken zu vermeiden. Kommt

es trotzdem vor, dass der Patient sich verschluckt, so sollte die Konsistenz der Nahrung verändert werden. Auf faseriges Fleisch, sehr zähe oder harte Nahrung sollte verzichtet werden. Viele Nahrungsmittel lassen sich durch eine andere Zubereitungsart trotzdem essen. Apfelsinen, die durch ihre Haut Probleme bereiten, lassen sich zum Beispiel filetieren und können dann gegessen werden. Harte Äpfel können gerieben oder zu Apfelmus verarbeitet werden und behalten so ihren Geschmack. Ein Problem stellt der Reis dar. Er sollte nur sehr durchgekocht mit viel Soße gegessen werden, wenn es unbedingt sein muss. Die Reiskörner werden von den Patienten nicht mit der Zunge transportiert, sodass sie sich im Mund ablagern und unkontrolliert in die Luftröhre gelangen. Dieses Problem gibt es bei allen kleineren Nahrungsbestandteilen. Dies ist ein Grund für eine gute Zahn- und Mundpflege nach dem Essen. Hierfür eignet sich besonders eine elektrische Zahnbürste. Diese ist von den Patienten noch lange selbst zu bedienen. Die Auf- und Abwärtsbewegungen beim herkömmlichen Zähneputzen sind für sie kaum möglich. Aus diesem Grund vernachlässigen viele die Mundpflege. Bei verstärkter Speichelbildung kann bei der Mundpflege mit Salbeipräparaten gearbeitet werden.

Bei der Nahrung sollte gegen den Speichelfluss auf saure und stark gewürzte Speisen verzichtet werden. Andernfalls läuft der Speichel auch außerhalb des Essens aus dem Mund, und führt zu Wunden in den Mundwinkeln und rissigen Lippen. Die Lippen sollten deshalb mit einer fetthaltigen Salbe vor der dauerhaften Feuchtigkeit geschützt werden. Viele Patienten haben deshalb auch immer ein Tuch in der Hand. Ihnen ist es sehr unangenehm und sie ziehen sich oftmals aus diesem Grund von jeder Gesellschaft zurück. Ist dieses Problem mit dem behandelnden Arzt besprochen und es helfen auch keine Speichel blockierenden Medikamente, dann bleibt nur das Einüben von rituellem Schlucken. Der Patient schluckt dabei alle 2–3 Minuten seinen Speichel. Das ist oftmals ein aufwendiger Akt und braucht längere Konzentration und Aufforderung, bis er das als Ritual verinnerlicht hat.

Schlafen und Lagern
Da auch Parkinson-Patienten häufig auf dem Rücken schlafen, läuft ihnen der Speichel unkontrolliert in den Hals. Sie sollten daher unbedingt auf der Seite gelagert werden. Dafür brauchen sie allerdings in den meisten Fällen Hilfe. Sie würden durch das Herabsinken des Medikamentenspiegels in der Nacht keinen Halt mehr haben und wieder auf den Rücken fallen, wenn sie nicht mit einem Hilfsmittel gelagert sind.

Die Bewegungsarmut ist ein Grund für den schlechten Schlaf der Patienten. Durch unsere natürliche unbewusste Bewegung in der Nacht entspannen wir unsere Muskulatur. Das fehlt ihnen. Das ruhige Liegen ist kein Hinweis auf einen entspannten Schlaf. Viele sind nicht in der Lage, sich auf die Seite zu legen. Hier ist eine auf Knopfdruck steuerbare Verstellung des Lattenrostes eine große Hilfe. Der Patient kann eigenständig seine Lage verändern und muss seine

Angehörigen nicht wecken, was ihm oft unangenehm ist. Ist dies nicht mehr möglich, dann sollte der Patient unbedingt gelagert werden. Dabei muss beachtet werden, dass keine Hohlräume entstehen. Besonders der Kopf und die Beine sollten mit so viel Material unterlagert werden, dass der Kopf abgelegt ist. Das Dehnen und Strecken der Sehnen und Muskeln gegen Kontrakturen kann nur in Phasen durchgeführt werden, in denen die Medikamente wirken und der Patient auch fähig ist, sich zu bewegen.

Albträume Außer der geringen Bewegungsfähigkeit lassen auch häufig Albträume ein entspanntes Schlafen nicht zu. Sie sind eine Nebenwirkung der Medikamente und bei stärkerer Belastung sollte mit dem Arzt über einen Medikamentenwechsel oder eine Reduktion nachgedacht werden. In jedem Fall ist es wichtig, den Arzt über solche Veränderungen zu unterrichten, sie können auch erst im Laufe der Zeit auftreten, da durch die Medikamente der Verlauf der Erkrankung nicht aufgehalten wird, sondern sie nur zum Unterbinden der Symptome dienen.

Wenn der Patient gelagert ist, muss beachtet werden, dass Probleme mit der Regulierung der Körpertemperatur auftreten können. Bei größerer Außenhitze reagieren die Betroffenen mit erhöhter bis sehr hoher Körpertemperatur. Die Umgebungstemperatur sollte dementsprechend nicht zu hoch sein, und auch eine dicke Daunendecke ist nicht angebracht.

Kleidung
Um ein selbstständiges Kleiden zu ermöglichen, muss die Kleidung aus dehnfähigem Material sein. Das Zurückgreifen der Arme, um eine Jacke, ein Hemd oder eine Bluse anzuziehen, ist oft nicht möglich. Der Patient sollte früh lernen, seine Kleidung über den Kopf an- und auszuziehen, da dabei seine Selbstständigkeit länger erhalten bleiben kann. Auch bei der Kleidung muss das Problem der Temperaturregulierung Beachtung finden. Sie sollte immer weit und luftig sein und wenn der Patient unter starkem Schwitzen leidet, muss sie auch noch den Schweiß aufnehmen können.

Röcke sind zwar sehr schön luftig, sie haben aber den Nachteil, dass beim Toilettengang ein Greifen nach hinten nötig ist und wieder mehrere Handlungen gleichzeitig ausgeführt werden müssen. Hat eine Patientin es sehr eilig, kann sie diese Handlungen nicht rechtzeitig durchführen. Für die Männer ist es da etwas einfacher. Sie sind es oft noch gewohnt, im Stehen Wasser zu lassen. Dies ist für sie jetzt von Vorteil. Für sie entfallen das problematische Hinsetzen und auch das Herunterziehen der Hose. Selbst in eine Hose mit Gummizug lässt sich ein Reißverschluss einnähen. Die Reißverschlüsse selbst sind häufig sehr klein und dadurch nicht gut zu fassen. An den meisten kann jedoch ein Band – am besten aus Leder – befestigt werden, sodass die Hose oder ein anderes Kleidungsstück geöffnet werden kann. Auch kleine Knöpfe bilden ein unüberwindliches Hindernis und sollten wenn möglich gegen größere ausgetauscht werden. An eine Hose lässt sich auch mal ein Klettband zum Schließen annähen und ein Hemd wird fast geschlossen an- und ausgezogen. Das Anziehen der Strümpfe lässt sich gut mit einer Strumpfanziehhilfe einüben. Die Bänder lassen sich auch verlängern, wenn der Patient sich nicht mehr so weit vorbeugen kann. Eine Greifzange hilft dann bei Hosen und Röcken. Schuhe lassen sich mit einem langen Schuhlöffel anziehen, die Schnürung kann wie bei den Schlaganfallpatienten mit Gummischnürbändern oder Klettverschlüssen erfolgen (s. Kapitel 5.1.2.6).

5.2 Rehabilitation von Patienten mit Einschränkungen im Herz- und Lungenbereich

Patienten mit Herz- oder Lungenerkrankungen haben in vielen Fällen eine eingeschränkte Rehabilitationsfähigkeit aufgrund ihrer Belastungsgrenze. Sie ergibt sich aus ihrer Erkrankung und sollte immer genau mit dem behandelnden Arzt abgesprochen werden. Selbst bei Patienten mit der gleichen Erkrankung können ihre Grenzen ganz unterschiedlich sein. Deshalb ist ein kontinuierliches Training zur Steigerung oder zum Erhalt der Belastungsfähigkeit wichtig.
Eine Dyspnoe kann viele Ursachen haben. Sie wird von den Patienten unterschiedlich empfunden. Im Allgemeinen löst sie viel Angst aus. Die Luftnot führt zu einer deutlichen Steigerung der Ängste bis hin zu einer Panik. Diese Ängste sind oft ursächlich für ein hinzukommendes psychisches Asthma, was zusätzliche Atemprobleme bedeutet. Daher bedarf der Patient immer einer Betreuung auf psychischer Ebene. Je weniger der Patient an den zusätzlichen Ängsten leidet, die sich bis zur Sterbensangst entwickeln können, desto größer ist seine Chance, durch ein gezieltes Training die Atmung stabil zu halten, zu verbessern oder Verhalten einzutrainieren, wenn Probleme auftauchen.
Bei Erkrankungen des Herzens verhält es sich sehr ähnlich. Die Ängste, die entstehen, wenn ein Stolpern des Herzrhythmus' oder Schmerzen im Herzbereich wahrgenommen werden, sorgen für einen Anstieg des Blutdrucks und verschlimmern die Symptome deutlich. Diese Ängste verhindern oftmals ein normales Lebensverhalten und schränken die Patienten stark ein. Ein steigender Puls oder Blutdruck wird als Warnsignal angesehen. Der Wunsch nach Aktivität tritt zurück, der Patient möchte nur noch versorgt werden.

5.2.1 Erkrankungen mit Atemstörungen

Unterschieden werden akute und chronische Erkrankungen sowie die Schweregrade des Auftretens der Luftnot. Anzeichen können neben den geäußerten Empfindungen der Luftnot ein Pfeifen beziehungsweise ein Rasseln beim Ein- oder Ausatmen sein, bläulich verfärbte Lippen, Müdigkeit, Kurzatmigkeit.

Akute Erkrankungen, die zu einer Luftnot führen können sind: Ödembildung im Halsbereich, Verlegung der Atemwege durch einen

Akute Erkrankungen

Fremdkörper wie Speisen beziehungsweise Mageninhalt, die aufgrund einer Schluckstörung oder eines Erbrechens in die Luftröhre gelangt sind, Asthma bronchiale, Lungenödem aufgrund von Herz- oder Nierenproblemen, Lungenembolie, Lungenentzündung, Verletzungen oder Operationen im Lungenbereich.

Chronische Erkrankungen

Zu den chronischen Erkrankungen zählen Asthma bronchiale, chronisch obstruktive (verlegende) Lungenkrankheiten, Lungenfibrose (Vermehrung des Bindegewebes), Tumor, Metastasen, Tuberkulose, Herzinsuffizienz, Herzrhythmusstörungen, Verengung der Herzgefäße, Lungenembolie, Veränderungen des Skelettaufbaus (Kyphoskoliose, Morbus Bechterew), chronische Muskelverspannungen, Stoffwechselstörungen (Schilddrüsenerkrankung, Azidose), Eisenmangel, Vitamin-B12-Mangel, Schlaganfall.

Schweregrade

Die Unterschiede in den Schweregraden der Erkrankung sind vielfältig, beginnend mit einem leichten Pfeifen oder leichten Atemproblemen bei starker Belastung, über Probleme bei normaler Belastung, Probleme ohne Belastung im Stehen und Sitzen bis zu Problemen im Liegen ohne Belastung.

5.2.2 Erkrankungen des Herzens

Herzinsuffizienz

Die Herzinsuffizienz (Herzschwäche) wird unterschieden in die Bereiche rechtes, linkes oder ganzes (globales) Herz. Bei der Herzinsuffizienz kann der Herzmuskel den Organismus nicht mehr ausreichend mit Sauerstoff versorgen. Sie kann akut auftreten oder auch chronisch werden. Die Symptome sind: Luftnot bei Belastung, später auch ohne, schneller Puls ohne Belastung, Gewichts- und Wasseransammlung in den Beinen oder Armen bis zur Wasseransammlung in der Lunge und im Bauchraum, nächtliches Wasserlassen, Schweißausbrüche, Rhythmusstörungen des Herzens.

Angina pectoris

Gefäßbedingte Herzbeschwerden (Angina pectoris), die sich durch Schmerzen oder verstärktes Druckgefühl im Herzbereich – ggf. ausstrahlend – äußern, entstehen durch ein Ungleichgewicht zwischen dem Sauerstoffangebot und -bedarf. Die Gefäße lassen nicht genügend sauerstoffangereichertes Blut durch, um den Bedarf zu decken. Ist ein Gefäß nicht mehr durchlässig, kommt es zu einem Infarkt, der lebensbedrohlich sein kann. Die Ursachen für eine solche Verengung (Stenose) sind: hoher Blutdruck, erhöhte Cholesterinwerte, Rauchen, Diabetes mellitus, Übergewicht, Stress, psychische Belastung, Bewegungsmangel, familiäre Vorbelastung, Entzündungsprozesse.

Klappeninsuffizienz und Rhythmusstörungen

Störungen der Herzklappendurchlässigkeit zeigen sich durch eine nicht genügende Durchlässigkeit oder ein unvollständiges Verschließen der Klappen. Diese Störung kann aufgrund von Missbildungen oder einer Überlastung mit Veränderungen der Gefäße oder Muskulatur entstehen. Die Herzrhythmusstörungen entstehen entweder durch eine Störung in der Reizweiterleitung, in der Reizbildung oder als Folge einer anderen Herzerkrankung.

5.2.3 Maßnahmen der pflegerischen Rehabilitation

An erster Stelle steht die genaue *Festlegung der Belastungsgrenze*. Sie muss in jedem Fall gemeinsam mit dem Arzt festgelegt und genauestens eingehalten werden. Nur weil ein Patient sich heute einmal gut fühlt darf diese Grenze nicht einfach überschritten werden – dies kann schlimme Folgen haben. Zusätzlich ist es wichtig, sich genauestens in ein Notfallhandeln einweisen zu lassen. Jeder, der mit dem Patienten zusammen ist, muss wissen, was er bei einem akuten Anfall unternehmen muss, einerlei, ob es sich um Luftnot oder Herzbeschwerden handelt. Für den Patienten ist allein das Wissen darum, dass Hilfe vorhanden ist, eine große Erleichterung, die schon dazu führen kann, einen Anfall zu vermeiden. Deshalb ist eine *gute psychische Betreuung* die Grundlage für eine Förderung der Eigenständigkeit und zum Erhalt oder zur Vergrößerung der Belastungsfähigkeit. Ein Patient, der sagt, er hat Luftnot oder Schmerzen, braucht die Bestätigung, dass er gehört wurde und dass seine Beschwerden ernst genommen werden. Sollten die Beschwerden immer wieder auftreten und es keine medizinische Ursache dafür geben, sondern vielmehr der Verdacht bestehen, dass die Beschwerden psychische Ursachen haben und eher aus einer großen Angst heraus entstehen, muss hierüber ganz offen mit dem Patienten gesprochen werden. Nur wenn ihm selbst klar ist, dass seine Beschwerden aus seinen Ängsten heraus entstehen, kann er gemeinsam mit der betreuenden Kraft einen Weg suchen, seine Ängste zu vermindern und dann sein Training weiter zu führen. Eine positive Bestärkung ist besonders wichtig. Sie kann darin bestehen, dem Patienten die Dinge aufzuzeigen, die er bereits geleistet hat, ohne sich dessen bewusst zu sein.

Um mit dem Patienten zu trainieren, braucht er eine *nicht einengende Kleidung*. Alles, was ihn in der Atmung oder Bewegung beengt, sollte gegen luftige offene Kleidungsstücke ausgetauscht werden. Besonders hoch geschlossene Kleidung gibt das Gefühl von Enge und somit Luftnot. Auch ein zu enger Sitzplatz wirkt beängstigend. Eine nicht zu hohe Raumtemperatur fördert das Gefühl, dass genügend Luft vorhanden ist. Einige Patienten möchten das Fenster offen haben. Viel helles Licht, besonders Tageslicht, empfindet der Patient als etwas Offenes. Je größer und offener seine Umgebung ist, desto wohler und sicherer fühlt sich der Patient.

Belastung und Betreuung

Um die Leistungen des Patienten zu steigern, wird mit ihm zusammen zunächst der aktuelle Stand seiner Fähigkeiten ermittelt. Die *Hilfestellungen in der Körperpflege* werden langsam abgebaut und täglich um eine Tätigkeit verringert. Zu beachten ist dabei, dass der Patient nicht das Gefühl haben darf, dass er zu diesem Schritt gezwungen wird. Die Schritte sollten auch immer klein sein. Das bedeutet, dass er nicht gleich am ersten Tag seinen ganzen Körper waschen sollte, sondern dass er erst mit dem Gesicht beginnt, beim nächsten Mal seinen Oberkörper dazu nimmt, später noch den Unterkörper und schließlich die Beine und Füße. Unter Umständen kann es einen Monat dauern, bis ein Patient sich wieder vollständig allein waschen kann. Hier ist ein großes Maß an Geduld auf beiden Seiten gefragt.

Körperpflege

Wenn ein Patient sich gut fühlt, gibt es die Möglichkeit, zusätzlich Übungen für die bessere Atmung durchzuführen. Im Sanitätshandel gibt es Hilfsmittel zu erwerben, die gleichzeitig eine Steigerung der Atmungstiefe und ein Lockern des Schleims und somit eine *Verbesserung des Abhustens* bewirken. Ein Glas Wasser mit einem Strohhalm dient zur Verbesserung der Atmung, indem ein Patient mehrfach hineinbläst und es sichtbar blubbern lässt. Liegt ein Patient nur noch im Bett, dient schon mal ein leichtes Taschentuch dazu den Patienten anzuregen, das weggepustet wird und so hilft, verbrauchte Luft besser auszuatmen und das Atemvolumen zu erhöhen. Bei derart leichten Gegenständen kann ein Patient selbst überblicken, ob er Erfolg hat.

Atemübungen

Die *Kontaktatmung*, die sowohl bei liegenden wie auch bei Patienten eingesetzt werden kann, die aus dem Bett aufgestanden sind, hilft den Patienten ebenfalls, ihre Atmung zu verbessern. Sie hilft die Atmung bewusst zu erspüren und Widerstände zu verringern. Die Pflegekraft legt ihre Hände auf die Lungenflügel des Patienten und hilft ihm durch leichte Druckausübung das Ausatmen zu verstärken. Beim Einatmen lockert sich der Griff. Kann der Patient aktiv mitarbeiten, wird er aufgefordert, gegen die Hände auszuatmen. Um ein gestörtes Frequenzverhalten zu regulieren, wie z. B. zu schnelles, oberflächliches Atmen, kann die Pflegekraft durch eigenes deutliches Atmen diese Bewegung unterstützen. Diese Atemsteuerung lässt sich ebenfalls gut bei leicht bewusstseinseingeschränkten Patienten einsetzen. Die ruhige Atmung der Pflegeperson überträgt sich durch die Bewegung der Hände. Die Hände der Pflegekraft müssen eine angenehm warme Temperatur haben, damit der Patient ihnen gerne folgt.

Die *unterstützte Atmung* lässt sich gut mit der Übung der Lippenbremse kombinieren. Sie soll die verkrampfte Atmung lösen, die dazu führt, dass es zu einer oberflächlichen und damit zu einer zu geringen Atmung kommt. Der Patient atmet langsam und bewusst durch die Nase ein, hält die Luft eine kurze Zeit an und atmet durch die leicht gespitzten Lippen wieder aus. Es geht nicht darum, einen Widerstand mit den Lippen zu bilden, es sollte also nicht mit Druck ausgeatmet werden, sondern so normal wie möglich.

Alle Übungen lassen sich mit einer guten atemunterstützenden Lagerung kombinieren. Eine Lunge, die eingeengt ist, kann sich nicht weit genug entfalten und führt somit unweigerlich zu Problemen. Besteht schon im Vorfeld ein Schaden, so verschlimmert er sich noch. Eine *aufrechte Sitzposition* ohne ein Einknicken in der Hüfte ist sehr wichtig. Hierfür wird die Hüfte im Rücken durch ein Kissen oder ähnliches gestützt. Eine leichte Neigung der Rückenlehne nach hinten verhindert das Kippen des Oberkörpers nach vorn und somit das Einengen des Brustkorbs. Durch ein dünnes Kissen entlang der Wirbelsäule wird eine leichte Dehnung des Brustkorbs erreicht. Das Atmen fällt dadurch deutlich leichter und die Lunge kann vollständig belüftet werden. Diese Lagerung lässt sich auch im Liegen einsetzen. Ein leicht nach oben gestellter Oberkörper, nur in der Rückenlage, mit einem dünnen länglichen Kissen unter der Wirbelsäule und einem quer gelegten Kissen in Höhe der Schultern (T-Lagerung) lässt ein freieres Atmen zu. Beim Liegen auf der Seite ist es nicht angebracht, das Kopfende zu erhöhen. Hier ist es wichtig, dass eine ebene Fläche entsteht, um nicht einseitig die Lunge zu behindern.

Die *Lagerung auf der Seite* ist durch den Druck, der auf die Lungenflügel entsteht, nicht gut geeignet, muss jedoch wegen der Gefahr von Druckgeschwüren (Dekubitus) immer wieder eingesetzt werden. Der schnellere Wechsel der Lagerung aus der Seitenlage heraus ist deshalb zu empfehlen. Besonders Patienten mit einer Herzproblematik empfinden das Liegen auf der Herzseite als bedrohlich, deshalb ist hier ein Wechsel von der Rückenlage auf die rechte Seite und wieder zurück angebracht.

Lagerung

Für *Patienten mit einer Herzinsuffizienz* ist das Liegen von größerer Bedeutung, da sie oftmals unter einer starken Ödembildung (Wasseransammlung) hauptsächlich in den Beinen leiden. Die meistens stark geschwollenen schweren Beine sind eine hohe Belastung für die Patienten. Sie verhindern Aktivität, die jedoch dringend nötig wäre, um das Wasser wieder herauszupumpen. Die erste Vorgabe ist das Anziehen von Kompressionstrümpfen; sie verhindern das Einlagern von Wasser durch Gegendruck. Das Anziehen dieser Strümpfe ist sehr lästig, da sie sehr eng sitzen müssen. Hier gibt es in den Sanitätshäusern einige Hilfsmittel, die von den Patienten ausprobiert werden müssen. Hilfreich sind Gummihandschuhe, die ein Abrutschen der Finger verhindern. Es ist wichtig, dass Patienten das Anziehen der Strümpfe erlernen, da sie sonst abhängig sind. Die Strümpfe müssen vor dem Aufstehen angezogen werden und können erst wieder ausgezogen werden, wenn der Patient liegen bleibt. Die Akzeptanz der Strümpfe ist im Allgemeinen nicht sehr hoch, da sie besonders im Sommer warm und umständlich sind.

Kompressionsstrümpfe

Zu beachten ist, dass die *Hautpflege der Beine*, die sehr wichtig ist, immer abends nach dem Ausziehen vorgenommen wird und nicht direkt vor dem Anziehen. Die Strümpfe rutschen sonst nicht über die Beine.

Eine weitere Wichtigkeit, den Herzpatienten in seinem Bemühen zu unterstützen, ein eigenständiges Leben zu führen, ist ihm zu helfen zu *akzeptieren nur geringe Trinkmengen zu sich nehmen zu können*. Herzpatienten sollten nicht mehr als 1 ½–2 Liter pro Tag trinken. In manchen Fällen empfehlen Ärzte sogar eine noch geringere Menge. Um die Einhaltung zu erleichtern, wird die Menge bereits am Morgen festgelegt und bereitgestellt. Eine Ernährung mit Suppen sollte unterbleiben oder mit berechnet werden. Zusätzlich ist es ratsam, die Ernährung so salzarm wie möglich zu gestalten. Der Ersatz durch andere Gewürze und Kräuter lässt sich schnell lernen und wird im Allgemeinen nach kurzer Umstellungsphase akzeptiert. Salz bindet das Wasser im Körper und verringert bei großer Einnahme die Ausscheidung. Die Ausscheidung ist besonders nachts ein Problem. Sitzen die Patienten tagsüber viel und liegen nur am Abend, so fließt in der Nacht durch die natürliche Schwerkraft das Wasser zurück und führt zu einem vermehrten Ausscheiden. Das bedeutet keine ausreichende Nachtruhe, oftmals eine nächtliche Inkontinenz und ein erhöhtes Sturzrisiko.

Um diesen Problemen zu begegnen, muss der Patient regelmäßig seine *Beine hoch lagern*. Das Sitzen sollte so gestaltet sein, dass kein harter Knick in der Leiste entsteht und das Wasser (die Lymphe) sich dort staut. Zu beachten ist dabei, dass ein zu schneller Rückfluss ebenfalls starke Herzbelastungen nach sich zieht. Die Beine dürfen nicht über das Herzniveau gelagert werden, das heißt, wenn ein Patient liegt, gehören keine Kissen unter die Beine, die ein Abfließen beschleunigen.

Bewegungsübungen

Hat ein Patient selbst im Liegen geschwollene Beine, kann er mit Bewegungsübungen, die der Anregung der Muskelpumpe dienen, den Abfluss der Lymphe aktivieren. Dabei werden die Fersen in Richtung des Bettendes gedrückt und die Zehen Richtung Kopf gezogen. Ist ein Patient dazu in der Lage, ist ein virtuelles Fahrradfahren von großem Nutzen. Das *Fahrradfahren* ist gleichzeitig eine Herzaktivierung und eine Unterstützung der Muskelpumpe. Die Muskelaktivierung ist auch im Sitzen eine gute Übung, um den Rückfluss der Lymphflüssigkeit zu unterstützen: Die Ferse wird in den Boden gedrückt und die Fußspitzen nach oben gezogen. Im Sanitätshandel lässt sich zusätzlich ein Bettfahrrad, welches aber auch auf dem Fußboden stehen kann, für die Beine kaufen. Er ist sowohl im Liegen wie auch im Sitzen zu verwenden und steigert Kondition, Kraft und den Rückfluss der Lymphe. Diese Übungen sollten mehrmals am Tag durchgeführt werden. Die Dauer der Übung kann kontinuierlich gesteigert werden, jedoch unter Berücksichtigung des Wohlempfindens des Patienten. Selbst ohne teure Geräte lassen sich Übungen zur Aktivierung der Muskeln gestalten, z. B. mit einem Ball, der mit der Fußsohle vor und zurück gerollt wird. Mit Musik fällt es vielen leichter, sich zu bewegen. Man kann dazu kleine Hinweise auf die Schritte auf den Boden legen, die der Patient im Takt der Musik berührt. Das macht vielen Spaß und es ist oftmals zugleich ein Anreiz, über ihre Sorgen, über das Altwerden und den Verlust ihrer Vitalität zu sprechen.

5.3 Rehabilitation von Patienten mit einer Kontinenzstörung

Als Kontinenzstörung werden Probleme bei der Ausscheidung von Urin und Kot bezeichnet. Hierbei kann es sich um einen unwillkürlichen Abgang oder einen Verhalt von Urin oder Kot handeln. Als kontinent wird die Ausscheidung bezeichnet, wenn sie willkürlich gesteuert ist.

Als *Inkontinenz* wird der unkontrollierte Abgang von Harn oder Stuhl bezeichnet. Somit ist die Inkontinenz ein Symptom einer Krankheit und nicht eine Krankheit selbst. Die Inkontinenz hat sehr viel mit der Gesellschaft zu tun, in der wir leben. Die Gesellschaft bestimmt die Normen und Werte, sie sagt uns, wo und wie wir unseren Stuhlgang oder unseren Urin entsorgen. Es ist ein Unterschied in der Akzeptanz, ob ein Mann sich an den Straßenrand stellt, wenn er dringend Wasser lassen muss oder sich in den Graben hockt.

Im Laufe der Jahre kommt es immer wieder zu Werteverschiebungen. So ist es heute in vielen Familien nicht mehr üblich, dass Männer beim Wasserlassen stehen. Sie werden häufiger aufgefordert sich zu setzen. Viele Männer verändern ihr Verhalten selbstständig, da sie durch die andere Aufgabenverteilung in der Haushaltsführung – sie reinigen auch die Toilette – erkennen, wie sinnvoll diese Veränderung ist. Die Präsenz des Themas Kontinenz in unserer Gesellschaft macht deutlich, dass ein Verhalten, das nicht der Norm entspricht, große Probleme aufwirft, unabhängig davon, ob dieses Verhalten gewollt oder ungewollt erfolgt. Verstößt jemand gegen die Regeln, stellt er sich selbst ins Abseits.

Für einen Patienten, der aufgrund einer akuten Erkrankung inkontinent wurde, bedeutet das eine zusätzliche Belastung. Für Patienten, die langsam und schleichend Probleme mit ihrer Kontinenz bekommen, bedeutet das ein langsames Abgleiten in die Einsamkeit. Darin ist der häufigste Grund für das Verschweigen einer Inkontinenz zu sehen, die somit nicht behandelt wird. Sogar bei akuten Krankheiten wird eine Inkontinenz nur auf spezielle Nachfrage erwähnt und in den meisten Fällen als eine Kleinigkeit beschrieben, die wieder vergeht. Hinzu kommt, dass die auftretende Inkontinenz im Tabubezirk der Sexualität liegt. Dadurch, dass es sich um ein Symptom einer Erkrankung handelt, steigt die Prozentzahl der Betroffenen im Alter. Es wird davon ausgegangen, dass allein in Deutschland etwa 17 % aller über 65-jährigen und 30 % aller über 80-jährigen Menschen harninkontinent sind. Für die meisten dieser älteren Patienten ist es undenkbar, sich von einem Urologen oder Gynäkologen befragen oder gar körperlich untersuchen zu lassen.

Die Anzahl der *stuhlinkontinenten* Menschen liegt etwa 3 % darunter. Davon 50 % weisen beide Formen der Inkontinenz auf. Diesen Zahlen liegen nur die bekannten Fälle zugrunde, die Dunkelziffer wird mit großer Wahrscheinlichkeit deutlich höher sein. Selbst diese Zahl wird mit den Jahren aufgrund der demografischen Entwicklung wiederum noch stark steigen. In den Alten- und Pflegeheimen sind circa 40–50 % der Bewohner inkontinent. Ihre Versorgung ist ein großes zeitliches Problem, das nicht entstünde, wenn eine rechtzeitige Diagnostik und Behandlung erfolgen würde.

5.3.1 Symptome einer Blasenentleerungsstörung (Harninkontinenz)

Die Symptome sind sehr unterschiedlich und zeigen nicht immer einen direkten Zusammenhang. Bei einigen der Patienten treten neben der unfreiwilligen Entleerung eine starke Unruhe bis zur Verwirrung, Unterleibsbeschwerden, Rückenschmerzen im Lendenwirbelbereich, wiederkehrende Infekte der Harnblase und der Nieren, häufiges Wasserlassen mit kleinen Mengen, nächtliches häufiges Wasserlassen, dauerhafter Harndrang, Harntröpfeln, Entleerung bei Belastung auf.

Harninkontinenzformen

Stressinkontinenz
Diese Inkontinenzform ist am häufigsten bei Frauen zu finden. Durch die Anatomie der Frau und die Beanspruchung der Beckenbodenmuskulatur bei einer Geburt treten vermehrt Probleme mit dem Schließmuskel der Blase auf. Bei der Stressinkontinenz kommt es zu einer unkontrollierten Entleerung aufgrund einer Erhöhung des Blasendrucks. Der Druck, der von außen entsteht, ist in diesem Moment stärker als der Druck, den der Verschlussmuskel des Blasenausgangs aufbringen kann. Die Muskulatur des Beckenbodens kann infolge einer falschen Lage den Druck nicht an die richtige Stelle weitergeben. Die falsche Lage kann zum Beispiel als Folge der Geburten auftreten oder nach einer Unterleibsoperation in den Bereichen der Gebärmutter, der Prostata oder des Darms. Hinzu kommen Veränderungen durch eine Hormonumstellung in den Wechseljahren. Aufgrund eines Östrogenmangels kommt es zu einer Schleimhautveränderung. Probleme können auch auftreten nach dem Entfernen eines Dauerkatheters.

Das spontane unkontrollierte Wasserlassen, oft in kleinen Mengen, tritt bei den unterschiedlichsten Belastungen auf, z. B. beim Treppensteigen, Niesen, Husten, psychischen Problemen und dem Heben von schweren Lasten.

Dranginkontinenz
Sie wird in Formen unterschieden. Die *motorische Dranginkontinenz* entsteht durch unkontrollierte Aktivitäten der Blasenmuskulatur. Das Zusammenspiel ist gestört. Wenn der Patient merkt, er muss auf die Toilette, ist es bereits zu spät. Die Zeitspanne, die ein gesunder Mensch hat, um eine Toilette aufzusuchen und sich kontrolliert zu entleeren, ist kaum noch gegeben und nicht mehr mit dem eigenen Willen zu steuern. Der Patient entleert sich, ohne die Möglichkeit gehabt zu haben, die Toilette aufzusuchen. Hier ist die Menge des Urins oftmals sehr groß. Bei dieser Form handelt es sich um den Ausfall von Nervenimpulsen aus dem Nervenzentrum. Das geschieht zum Beispiel bei einem Schlaganfall, einer Demenz, der Parkinson-Erkrankung, bei Multipler Sklerose oder anderen neurologischen Erkrankungen. Eine zusätzliche Problematik stellen entwässernde Medikamente dar, die zu einer sehr schnellen Füllung der Blase führen.

Bei der *sensorischen Dranginkontinenz liegt das Problem* in der Blase selbst. Die Rezeptoren in der Blasenwand sind zu sensibel und melden schon bei einer sehr geringen Füllmenge, dass die Blase voll ist und dringend geleert werden muss. Der Drang ist dann so groß, dass die Entleerung nicht mehr willkürlich zu steuern ist. Die Blase entleert sich selbstständig. Oftmals handelt es sich um sehr kleine Mengen, die Häufigkeit des Wasserlassens ist jedoch gesteigert. Diese Form der Inkontinenz entsteht bei einem Harnwegsinfekt, einer vergrößerten Prostata, Divertikeln oder Blasensteinen.

Überlaufinkontinenz

Bei dieser Form der Inkontinenz kommt es zu einer extremen Füllung der Blase. Der Urin kann nicht mehr normal abfließen. Der Druck von außen ist größer als der Druck, der aufgewendet werden kann, um den Blasenmuskel zu öffnen. Es kommt zu spontanen unkontrollierten Entleerungen mit geringen Mengen Urin. Oftmals zeigen diese Patienten eine sehr große Unruhe, besonders wenn sie durch eine andere Erkrankung, wie zum Beispiel Demenz oder einem Schlaganfall, nicht mehr in der Lage sind, ihre Problematik zu spüren. Bei einer langsam auftretenden Überlaufblase tritt das Problem beim Beginn des Wasserlassens auf, die Blasenmuskulatur kann nicht gleich auf Wunsch geöffnet werden. Der Beginn des Wasserlassens verzögert sich, der Urinstrahl ist sehr dünn. Danach kommt es dann zu dem vielen bekannten Harnträufeln. Geringste Mengen an Urin treten selbstständig aus der Harnröhre aus. Die Unterhose ist immer leicht feucht. Eine Überlaufblase kommt gehäuft bei Patienten mit einer Prostataproblematik, wiederholten Harnwegsentzündungen mit Verklebungen, Verengungen der Harnröhre, Blasentumoren und -steinen sowie bei einer Stuhlverstopfung vor. Zusätzlich sind Patienten mit Störungen in der Wahrnehmung gefährdet. Das betrifft Patienten mit Diabetes mellitus, nach Schlaganfall, mit Depression oder einer Demenz. In manchen Fällen handelt es sich bei der Überlaufblase um eine Nebenwirkung von Medikamenten, die die Reizschwelle herabsetzen.

Reflexinkontinenz

Diese Störung entsteht aufgrund einer Schädigung der Reflexweiterleitung. Die Nervenbahnen, die die Reflexe aus der Blase weiterleiten, sind zerstört. Das ist häufig nach Unfällen mit anschließender Querschnittslähmung oder bei Multipler Sklerose der Fall. Diese Inkontinenzform tritt deutlich seltener auf als die zuvor genannten. Die Symptome gleichen denen der anderen Formen, der Unterschied besteht in der Behandlung.

Maßnahmen der Rehabilitation

Eine Rehabilitation bei Urininkontinenz ist nur möglich, wenn die genauen Ursachen feststehen. Eine gute Diagnostik ist die Grundbedingung für eine mögliche Verbesserung oder Heilung der Symptome. Die erste Diagnostik wird durch einen Urologen durchgeführt. Er muss eine behandlungspflichtige Erkrankung wie einen Harnwegsinfekt, einen Tumor, eine Prostatavergrößerung als Ursache feststellen oder ausschließen. Für den Urologen ist es wichtig zu wissen, welche Symptome sich zeigen, ob es medikamentöse Veränderungen in der letzten Zeit gegeben hat oder ob die Problematik nach einer anderen akuten Erkrankung aufgetreten ist. Ist vielleicht eine hormonelle Verschiebung die Ursache? Erst nachdem alle behandelbaren Erkrankungen therapiert wurden, ist es möglich, die eventuell noch vorhandene Inkontinenz zu verbessern. Eine Entzündung oder ein Hindernis muss erst beseitigt sein, um die Fähigkeit für eine Kontinenz zu schaffen.

Anschließend ist es wichtig, nach eventuellen anderen Ursachen zu schauen. Hat die Inkontinenz eher kognitive Ursachen wie eine Depression oder eine Demenz? Bestehen Probleme bei der Reitleitung, wie sie nach einem Schlaganfall oder bei Multipler Sklerose auftreten? Um die Auswirkungen genau festzulegen, wird ein Miktionsprotokoll angelegt. Es wird notiert, zu welcher Uhrzeit der Patient welche Symptome zeigt; wie groß seine ausgeschiedene Urinmenge ist sowie wann er wie viel Flüssigkeit zu sich genommen hat.

Zusätzlich ist es wichtig festzustellen, ob äußere Ursachen für die Inkontinenz vorliegen. Besteht vielleicht die Möglichkeit, dass ein Patient seine Kleidung nicht mehr rechtzeitig öffnen kann, findet er die Toilette nicht mehr, kann er sich nicht mehr adäquat äußern, verstehen wir seine Bedürfnisse nicht mehr? Probleme beim Gehen können häufig die Ursache für eine Inkontinenz sein. Fällt es einem Menschen schwer zu laufen, so wird er den Toilettengang so lange wie möglich hinauszögern und dann ist es oft zu spät. Das gilt besonders nachts. Die Patienten werden erst spät wach, die Signalgebung ist oftmals reduziert, möglicherweise auch durch eine Schlaftablette. Es ist dunkel, sie finden ihre Hausschuhe nicht, ihr Hilfsmittel zum Laufen oder Fahren ist zu weit weg.

Äußere Bedingungen

Toilettenstuhl — Als erstes sind die äußeren Bedingungen dem Patienten anzupassen. Für Patienten mit einer größeren Gehbehinderung ist zu überlegen, ob ein Toilettenstuhl in Reichweite gestellt wird oder ob der Weg noch zu schaffen ist. Sollte das nicht mehr der Fall sein, ist ein Stuhl notwendig. Der Toilettenstuhl wird dem Patienten vorgestellt und die Funktionen erklärt. Es ist darauf zu achten, dass er den Deckel öffnen kann. Das heißt, der ganz abnehmbare Deckel braucht eine Ablagefläche. Die meisten Stühle haben zwar eine Halterung für den Deckel, jedoch ist die Handhabung oft zu schwer, besonders für Patienten, die nicht richtig sehen können oder die in ihrer Handlungsfertigkeit eingeschränkt sind. Für sie ist es wichtig, eine andere Ablagemöglichkeit zu schaffen. Die Auswahl des Stuhls richtet sich nach den Kriterien der Standfestigkeit. Es gibt Stühle, die rollbar sind, und solche, die fest auf dem Boden stehen. Wird ein rollbarer Stuhl verwendet, muss der Patient sicher beim Umsetzen sein. Dieses Umsetzen und Umgreifen bedarf einiger Übung, damit auch im müden, nicht ganz wachen Zustand nichts passieren kann. Rollbare Toilettenstühle, die deutlich schmaler sind als ein Rollstuhl, werden häufiger bei Patienten eingesetzt, die nicht mehr laufen können. Da sie im gesamten Umfang kleiner sind, lassen sie sich auch in kleinere Bäder schieben und der Patient kann zum Waschen auf ihnen sitzen bleiben.

Beleuchtung — Die *Beleuchtung* ist ebenfalls ein sehr bedeutender Faktor, besonders wenn der Patient nachts aufsteht und auf die Toilette geht. Ein Lichtschalter – und ausreichend helles Licht – gehören dicht an das Bett des Patienten, sodass er nicht erst aufstehen oder sich aufsetzen muss, um Licht einzuschalten. Benutzt der Patient keinen Toilettenstuhl, ist der Weg zur Toilette unbedingt zu beleuchten und die Schalter sind so anzubringen, dass sie leicht zu erreichen sind. Ist genügend Geld vorhanden, kann eine Lichtschranke eine große Hilfe sein. Besonders wenn Patienten beim Gehen auf ein Hilfsmittel angewiesen sind, das sie nicht gefahrlos loslassen können. Einige Patienten haben Angst in der dunklen Nacht, sei es vor einem Sturz oder vor der Dunkelheit. Sie versuchen möglichst nicht aufzustehen und nässen lieber einmal ein. Zur Umgestaltung des Lichts gehört zusätzlich die Anpassung des Weges. Er wird so gestaltet, dass keine Hindernisse vorhanden sind. Vorlegematten an der Toilette werden entfernt. Sie behindern ein ordentliches Drehen und können zu Stürzen führen. Ebenfalls ist die Höhe der Toilette zu beachten. Sie darf nicht zu hoch sein. Der Patient sollte problemlos hinauf- und auch wieder herunterkommen. Vielfach sind die Toiletten zu niedrig angebracht, sodass die Patienten Angst haben, nicht mehr aufstehen zu können. Handgriffe zu beiden Seiten der Toilette ermöglichen ein besseres Aufstehen. Zusätzlich gibt es die Möglichkeit einer Toilettensitzerhöhung.

Die *Kleidung* ist ein wichtiger Faktor, besonders bei Patienten, die unter einer Drang- oder Stressinkontinenz leiden. Sie haben es oft extrem eilig. Deshalb ist ein gut zu fassender Reißverschluss, ggf. durch ein Band zum Aufziehen verlängert, besser als mehrere kleine Knöpfe, die erst mühsam geöffnet werden müssen. Am besten geeignet jedoch sind Gummizüge, sie ermöglichen ein einfaches Herunterziehen der Hose oder des Rocks. Eine feste Miederhose, wie sie viele ältere Damen gerne tragen, ist zu schwer herunter zu ziehen. Das Problem besteht ebenfalls beim Tragen einer Kompressionsstrumpfhose. Eine Strumpfhose ist nur angebracht, wenn es eine unbedingte medizinische Indikation dafür gibt, die Kompressionsstrümpfe dagegen brauchen nicht herabgezogen werden. Ein engeres Anliegen der Unterhosen ist dagegen von Vorteil, wenn sie sich leicht herabziehen lassen. Die von vielen Patienten bevorzugten Einmalnetzhosen sind nicht zu empfehlen, sie rollen sich leicht auf und haben keine Fläche, um sie wieder heraufzuziehen. Besser ist es, Einlagen zu besorgen, die in die normale Baumwollunterhose eingeklebt werden. Ein weiterer Vorteil der Baumwollunterhose besteht darin, dass sie luftdurchlässiger sind und nicht so schnell zu einer Pilzinfektion führen wie eine Netzhose, die vorrangig aus Gummifäden besteht. Gut geeignet sind vollständige Windelhosen. Sie sind zwar die teuerste Alternative, dafür aber die praktischste, einfachste und sicherste. Einlagen, die offen bleiben, sind ein guter Kompromiss. Dagegen sind sogenannte Windeln, die mit Klebestreifen fest geschlossen werden, nicht sinnvoll. Sie lassen sich von den Patienten kaum herunterziehen und sind durch die feuchte Kammer, die sie bilden, ein guter Nährboden für Pilze. Zusätzlich entsteht durch die Benutzung von Windeln bei den Patienten ein Gefühl von Rückfall in die Kleinkindphase. Das ist für sie eine große Diskriminierung und erzeugt zusätzlich eine motivationslose Stimmung.

Kleidung

Das Toilettentraining ist besonders für Patienten geeignet, die Probleme mit der Kognition, der Reizweiterleitung, der Muskulatur oder nach der Entfernung eines Katheters haben.
Nach einem festen Plan wird die Toilette aufgesucht, selbst wenn kein Reiz zu spüren ist. Begonnen wird in einem zweistündigen Rhythmus.

Toilettentraining

Es wird notiert, ob und wie groß die Menge der Ausscheidung war. Die Verbindung mit bestimmten wiederkehrenden Aktivitäten, wie dem Aufstehen, der Körperpflege, den Mahlzeiten oder ähnlichem, ist von großem Nutzen. Besonders Patienten mit Einschränkungen in der Erinnerung lassen sich damit trainieren. Sieht man die ersten Erfolge – der Betroffene nässt in dieser Zeit nicht mehr ein –, so können die Zwischenzeiten langsam vergrößern werden. Die Trinkmenge sollte während des Trainings immer ausreichend sein. Patienten mit einer Herz- oder Nierenproblematik sollten oft nicht mehr als 1,5 Liter pro Tag trinken, für Patienten ohne Einschränkung gilt etwa eine Menge von 2,5 Litern.

Bei einigen Patienten kann die Reizbildung noch erhöht werden, indem mit den Fingern leicht auf die Blase getrommelt wird. Dieses Erhöhen der Reize von außen eignet sich bei Patienten mit einer Querschnittsymptomatik, einer Demenz oder bei Patienten, die aus anderen neurologischen Gründen Reize verzögert oder nur bei Verstärkung wahrnehmen. Bei Patienten, die unter einer Parkinson-Erkrankung leiden, ist es oftmals nicht geeignet, kann aber ausprobiert werden.

Beckenbodentraining Diese Form der Therapie ist besonders geeignet für Patientinnen mit einer Stress- oder Dranginkontinenz. Patientinnen nach einer Gebärmutterentfernung oder mehrfachen Geburten leiden häufiger unter einer Muskulaturschwäche. Beim Beckenbodentraining geht es darum, die Muskulatur gezielt aufzubauen und kontrollieren zu lernen. Diese Form des Trainings ist allerdings nur geeignet für Patientinnen, die kognitiv in der Lage sind, den Anweisungen zu folgen. Eine Altersgrenze gibt es nicht. Selbst sehr alte Patientinnen sind in der Lage, den Übungen zu folgen, da sie auf die Möglichkeiten der Patienten abgestimmt werden können. Sie müssen nicht laufen oder sich auf den Boden legen. Es gibt eine Reihe von Übungen, die im Sitzen durchgeführt werden können. Anleitungen gibt es in unterschiedlichsten Formen bereits zu kaufen. Es werden CDs angeboten, auf denen Übungen vorgelesen werden. Sie sollten jedoch vorher genau angehört werden, da nicht alle Übungen für ältere eingeschränkte Patientinnen geeignet sind. Am schönsten ist es, wenn geeignete Übungen von einer anderen Person vorgelesen und mit einer passenden Musik untermalt werden. Besonders für Bewohnerinnen von Pflegeeinrichtungen kann diese Form der Rehabilitation und Prophylaxe sehr gewinnbringend sein. Die einmalig investierte Zeit für eine gemeinsame lustige Runde zahlt sich schon bald aus: Es wird täglich Zeit eingespart, da die inkontinenten Patientinnen weniger Pflege benötigen. Außerdem fördert eine gemeinsame Übungsrunde, regelmäßig abgehalten, die sozialen Kontakte. Sie bietet die Möglichkeit, andere betroffene Patientinnen zu kontaktieren und die Problematik nicht mehr verstecken zu müssen.

Versorgung bei anhaltender Urininkontinenz Sollte es keine Möglichkeit geben, eine Urininkontinenz zu verhindern, so ist es zwingend notwendig, dem Patienten so viel Selbstständigkeit wie nur irgend möglich zurückzugeben. Dabei ist gleichermaßen auf die psychische Situation wie auf die hygienische Sicherheit zu achten.

5.3 Rehabilitation von Patienten mit einer Kontinenzstörung

Bei der Hilfsmittelversorgung wird unterschieden, um welche Inkontinenzform es sich handelt, inwieweit der Patient diese Versorgung selbst übernehmen kann und will, ob es sich um einen Mann oder eine Frau handelt und wie stark die Inkontinenz ausgeprägt ist.

Bei einem *leichten Tröpfeln* ist oft schon eine kleine Einlage ausreichend, die die Patientinnen nach kurzer Anleitung selbst wechseln können. Für Männer gibt es in Apotheken und Sanitätshäusern spezielle kurze Einlagen, in die der Penis eingeschoben werden kann. Diese Einlagen bieten einen großen Tragekomfort und sind leicht zu wechseln. Ein Ersatz lässt sich in der Tasche mitnehmen, so ist ein Wechsel auch unterwegs möglich. Für Frauen ist eine Slipeinlage aus der Drogerie in den meisten Fällen schon ausreichend.

Besteht ein *größeres Problem*, das nicht mit regelmäßigen Toilettengängen in den Griff zu bekommen ist, besteht für Frauen nur die Möglichkeit der Verwendung einer größeren Einlage, die in Apotheken zu beziehen sind. Ein regelmäßiger Wechsel aufgrund der Geruchsbelastung und der möglichen Bakterienentwicklung ist wichtig. Spürt die Patientin nicht, dass sie eingenässt ist, sollte sie dazu angehalten werden, das in einem regelmäßigen, circa einstündigem Abstand selbst zu kontrollieren. In der Nacht ist es wichtig, eine größere Einlage zu verwenden, da diese genügend Urin auffangen kann und die Haut durch die neuen Materialien fast trocken bleibt. Trotzdem geht die Patientin vor dem Schlafengehen noch einmal auf die Toilette und in der Nacht wird die Einlage gewechselt. Das Wechseln erfolgt jede Nacht um die gleiche Uhrzeit; die Patientin stellt sich hierfür den Wecker. Nur mit guten hygienischen Maßnahmen kann ein Harnwegsinfekt verhindert werden, deshalb ist es wichtig, dass die Patientin nicht zu lange in einer feuchten Einlage liegt.

Männer haben es in diesem Fall etwas einfacher. Aufgrund ihrer Anatomie können sie ein Urinalkondom benutzen, das über den Penis gestreift wird. Es hat am Ende einen Schlauchansatz, an den das eine Ende eines Katheterbeinbeutels angeschlossen wird, der an einem der Unterschenkel des Mannes befestigt wird. Nun kann der Urin ungehindert in den Beutel fließen, der – nach einer Anleitung – von vielen Patienten selbst geleert werden kann. Der Urinbeutel lässt sich gut unter einer weiten Hose verstecken. Bei diesem System ist die Hygiene weitestgehend gewahrt und eine Geruchsbelästigung entsteht ebenfalls nicht, da es sich um eine geschlossene Versorgung handelt.

Die *Versorgung mit und bei liegendem Katheter* geschieht in den meisten Fällen nur, wenn der Urinfluss nicht mehr zu kontrollieren ist und es immer wieder zu einem Harnverhalt oder zu vermehrten Harnwegsinfekten aufgrund von schwierigen hygienischen Verhältnisse kommt. Für die Versorgung mit einem Katheter ist der Urologe verantwortlich, er entscheidet, welcher Katheter eingesetzt wird. Es gibt zwei Möglichkeiten: Die erste ist das Legen durch die Harnröhre. Das geht sehr schnell und kann von jeder Person durchgeführt werden, die zum Erlernen in der Lage ist. Diese Möglichkeit ist für viele jüngere Multiple-Sklerose- oder querschnittsgelähmte Patienten von Vorteil. Sie können das Urinablassen mittels Katheter selbstständig in regelmäßigen Abständen mehrfach am Tag durchführen, ohne den Katheter

Katheterversorgung

auf Dauer liegen zu lassen. Sie sind dann in der Lage, weiterhin ein Sexualleben zu führen, das nicht durch den Katheter beeinflusst wird.

Selbstkatheterisierung Für ältere Patienten ist die Möglichkeit der Selbstkatheterisierung selten gegeben. Eine mehrfach tägliche Fremdkatheterisierung ist oftmals nicht möglich und wird selten von den Patienten akzeptiert. Die zweite Möglichkeit ist das Legen durch die Bauchdecke. Das ist ein kleinerer Eingriff, der durch den Urologen durchgeführt wird. Hierbei wird ein Ablassschlauch durch die Bauchdecke geleitet. Das hat den Vorteil, dass besonders Frauen beim Sitzen nicht mehr vom liegenden Katheter behindert werden. Die Infektionsgefahr dieser beiden Formen wird diskutiert und ist Gegenstand verschiedener Studien. Nach heutiger Auffassung weisen beide Katheter eine gleich hohe Infektionsgefahr auf. Sowohl bei späterer selbstständiger als auch bei Fremdversorgung ist der Katheter durch die Bauchdecke einfacher zu handhaben. Allerdings ist ein monatlicher Besuch beim Urologen erforderlich.

Katheterventil Für die weitere Handhabung hat der Patient einige Auswahlmöglichkeiten. Sie richtet sich nach den Bedürfnissen des Einzelnen und ist nicht an eine bestimmte Form des Katheters gebunden. Das Katheterventil bietet dem Patienten die größte Selbstständigkeit bei der Handhabung. Hierbei setzt der Patient in das Ende des Katheterschlauchs ein kleines Ventil. Nun ist er in der Lage, seinen Urin selbstständig in einer Toilette abzulassen. Diese Möglichkeit gibt es aber nur für Patienten, die unter einem Harnverhalt leiden oder bei denen der Katheter in der Harnröhre liegt, da sonst der sich ansammelnde Urin selbst abfließen würde. Ein besonderer Vorteil liegt darin, dass kein Auffangbeutel benötigt wird und der Schlauch so klein ist, dass er unter Kleidung nicht auffällt. Selbst das Baden ist mit diesem Ventil möglich.

Wenn der Schlauch durch die Bauchdecke gelegt ist, kann dieses Ventil zum Training des selbstständigen Urinierens genutzt werden. Hierbei wird die Blase so weit belastet, bis ein Druck verspürt wird. Der Patient versucht jetzt, selbst Urin zu lassen und überprüft anschließend, ob noch Urin in der Blase verblieben ist, indem er das Ventil öffnet. Dieses Training eignet sich sehr gut bei Patienten, die über einen längeren Zeitraum einen Katheter tragen mussten. Für sie ist es häufig sehr schwer, den normalen Rhythmus des Urinlassens wiederzufinden. Durch die Manipulation der Blase mit einem Katheter sind in vielen Fällen die Rezeptoren, die eine volle Blase anzeigen, so irritiert, dass Fehlleitungen auftreten.

Beinbeutel Eine weitere Versorgungsmöglichkeit ist der Beinbeutel, ein kleiner Plastikbeutel, der entweder in einem speziellen Strumpf oder mit einem Klettband am Unterschenkel des Patienten befestigt wird. Der Beutel kann ca. 500 ml Urin auffangen. Er ist leicht vom Patienten selbst zu leeren. Der Beutel ist unter einer langen Hose nicht zu sehen, zusätzlich besteht die Möglichkeit, weiterhin mobil zu bleiben. Der Beutel ist sehr stabil und mit einem Verbindungsstück an ein Katheterventil anzuschließen. So kann der Patient beide Systeme gleichzeitig nutzen. Eine weitere Möglichkeit besteht in der Versorgung mit einem großen Katheterbeutel, der zum Beispiel an ein Bett gehängt werden kann. Diese Beutel lassen den Patienten allerdings wenig Freiheit, da sie sehr schwer sind, wenn sie mit den möglichen zwei Litern Urin gefüllt sind. Sie haben auch den Nachteil, nicht unter der Kleidung versteckt werden zu können. Ein Vorteil ist jedoch, dass sie zusätzlich für die Nacht eingesetzt werden können. Sie lassen sich an jeden Beinbeutel oder an jedes Katheterventil anschließen. So ist es möglich, während der Nacht diesen großen Beutel anzuschließen und dem Patienten ein Durchschlafen zu ermöglichen.

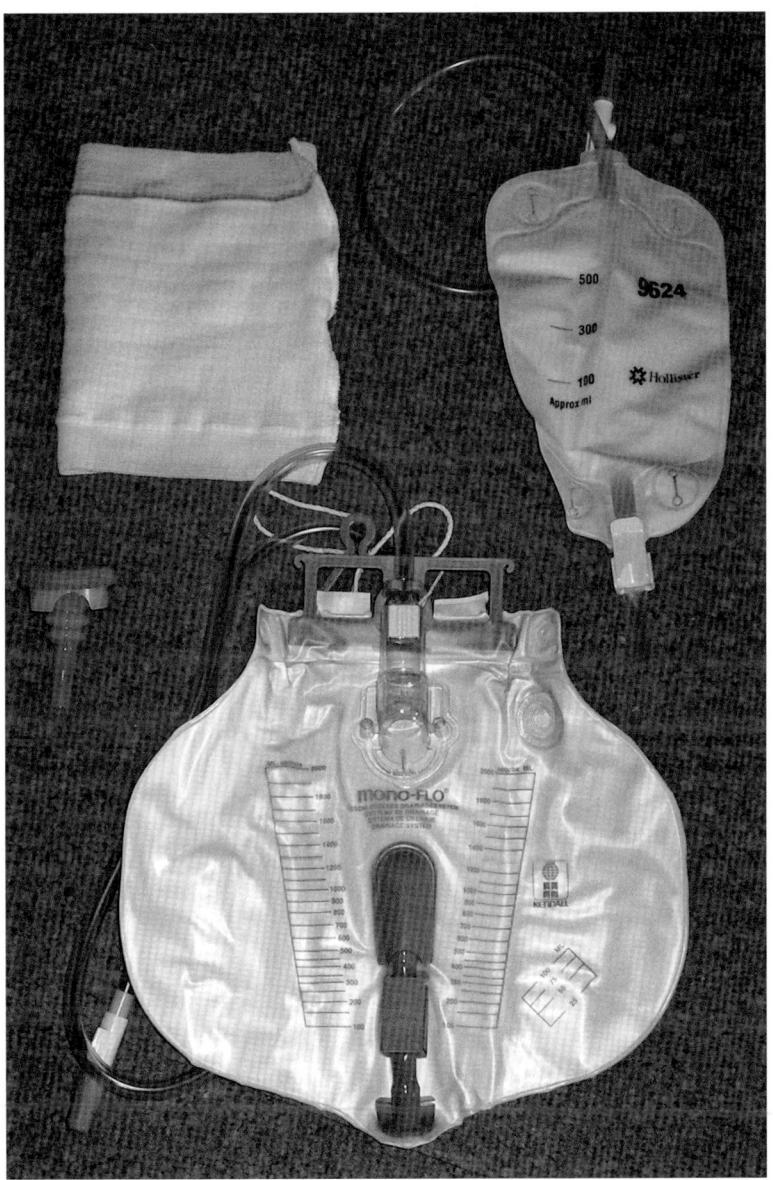

Abb. 11:
Inkontinenzversorgung für den Mann am Tag und in der Nacht

5.3.2 Problematiken mit dem Stuhlgang

Wie bei der Urinproblematik, gibt es bei den Stuhlproblematiken drei Formen:

- die unkontrollierte Ausscheidung, genannt Inkontinenz,
- den Stuhlverhalt, genannt Obstipation,
- die Blähungen, genannt Meteorismus.

Alle drei Formen sind für die Patienten sehr unangenehm und schränken ihre Freiheiten ein. Die psychischen Folgen sind der Rückzug ins Alleinsein, das Abschotten in der Wohnung sowie das Verweigern der Nahrungsaufnahme. Körperliche Folgen können Übelkeit, Bauchschmerzen, Rückenschmerzen, Hämorrhoiden, Juckreiz, Pilzinfektionen, Windeldermatitis oder ein zu hoher Verlust an Wasser und Elektrolyten mit all seinen Folgeerscheinungen sein.

Stuhlinkontinenz

Sie hat vielerlei Ursachen. Eine genaue Diagnostik steht an erster Stelle, da ernsthafte Erkrankungen der Auslöser wie eine Darmentzündung, Bakterienbefall, Virenbefall, Hämorrhoiden, Analeinrisse und Tumore sein können und als erstes ausgeschlossen oder behandelt werden müssen. Hinzu kommen als mögliche Gründe eine bestehende Demenz, eine Schädigung des Hirns infolge eines Schlaganfalls oder einer Hirnblutung, eine Beckenbodensenkung aufgrund mehrjähriger, immer wiederkehrender Verstopfung mit massivem Pressen beim Stuhlgang, ein Analprolaps (Vorfall des Darms) sowie Störungen der Sensibilität aufgrund von chronischen Erkrankungen, zum Beispiel Morbus Crohn oder Colitis ulcerosa. Derartige Erkrankungen müssen ärztlich behandelt werden.

Weiterhin bestehende Stuhlinkontinenz hat in den meisten Fällen eine Schwäche oder einen vollständigen Ausfall des Schließmuskels als Ursache.

Besteht eine Inkontinenz in Zusammenhang mit Durchfällen, meist geringer Mengen, wird als erstes geklärt, ob es sich um eine Verstopfung handelt. Hat der Patient länger keinen Stuhlgang gehabt, kann sich der Kot an einer Stelle festgesetzt haben und der nachrückende Kot läuft an der Seite vorbei. Dies wird als paradoxe Diarrhö bezeichnet. Der nachrückende Kot wird nicht mehr entwässert und erscheint so als Durchfall. Daher ist es wichtig, genau nachzufragen, ob ein Patient vorher regelmäßig Stuhlgang hatte. Ebenfalls können Medikamente eine Stuhlinkontinenz auslösen. Antibiotikagabe ist die häufigste Verursachung. Durch die Veränderung der Darmflora werden Bakterien zerstört, die für die Verdauung wichtig sind. Es kommt zu dünnem, breiigem, sogar wässrigem Stuhlgang, der nicht mehr vom Schließmuskel gehalten werden kann. Hinzu kommen Medikamente, die die Muskulatur beeinflussen. Der Schließmuskel arbeitet nicht mehr schnell oder ausreichend genug.

Maßnahmen der Rehabilitation

An erster Stelle steht die Konditionierung der Stuhlgänge. Es wird versucht, mit *regelmäßigen Toilettengängen* den unkontrollierten Stuhlabgängen vorzubeugen. Vielfach lassen sich die Stuhlgänge mit einem Einlauf auf bestimmte Zeiten programmieren. Zum Beispiel wird jeden Morgen nach dem Frühstück ein kleiner Einlauf gemacht, erhältlich in der Apotheke, und der Patient setzt sich auf die Toilette. Wird dies mehrere Tage hintereinander wiederholt, tritt in den meisten Fällen der Effekt ein, dass der Patient ohne Einlauf abführt. Er ist dann für mehrere Stunden vom Stuhlgang befreit. Dieses Vorgehen eignet sich besonders für Patienten, die ihren Stuhlgang nicht mehr wahrnehmen, wie zum Beispiel Patienten mit einem Schlaganfall, einer Demenz oder einer Querschnittslähmung. Um einen zusätzlichen Reiz zu setzen, was besonders bei Patienten geeignet ist, die eine *Störung in der Reizweiterleitung* haben, kann für den Einlauf eine salinische Lösung in Form eines Mikro-Klistiers genutzt werden. Diese Lösung setzt einen größeren Reiz als ein Einlauf mit Glyzerin und kann so die Kontraktion des Schließmuskels fördern.

Für Patienten mit einer Muskelschwäche oder einer Beckenbodenstörung sollte zusätzlich ein *Beckenbodentraining*, wie im Kapitel der Harninkontinenz beschrieben, durchgeführt werden. Der Einsatz von elektronisch stimulierenden Geräten, um den Schließmuskel zu aktivieren, ist derzeit noch sehr fraglich, da die Ergebnisse noch nicht zufriedenstellend sind.

Beckenbodentraining

Eine *Analtamponade*, die dazu dient, den Analkanal zu verlegen, ist nur für kurzfristige Perioden gedacht. Sie ist wichtig, um dem Patienten ein Leben in Gesellschaft zu ermöglichen. Zusätzlich kann sie bei Patienten mit Dekubitus eingesetzt werden, der sich nicht abdecken lässt und somit die Gefahr besteht, dass er sich durch den Stuhlgang infiziert. Die Analtamponade sollte nur eingesetzt werden, wenn die Frequenz des Stuhlgangs bekannt ist und eine regelmäßige Entfernung je nach Menge möglich ist. Für Patienten, die noch nicht in der Lage sind aufzustehen und deren Haut noch intakt ist, gibt es Fäkalbeutel, die um den Anus geklebt werden und in die der Kot abfließen kann. Sie eignen sich nicht für Patienten, die aufstehen und sitzen können. Sie sind aber von großer psychischer Bedeutung und können bei einem sehr aggressiven Kot eine Hautirritation verhindern.

Analtamponade

Zusätzlich zum Training der Muskulatur bedarf der Patient einer *guten Hautpflege*. Wenn häufiger Stuhlgang direkt auf die Haut gerät, wird sie dadurch in den meisten Fällen angegriffen. Die Reinigung der Haut geschieht ohne Seife, da sie auf Dauer die Haut zusätzlich schädigt. Jede andere Manipulation der Haut sollte vermieden werden. Ein grober Waschlappen ist durch einen weichen Schwamm zu ersetzen. Sehr gut ist fließendes Wasser, wenn zum Beispiel der Duschschlauch bis zur Toilette reicht. Manchmal ist es möglich, im Baumarkt einen verlängerten Schlauch zu kaufen und den alten einfach auszutauschen. Reicht dies nicht, sollte mit einem anderen Gefäß gespült werden.

Hautpflege

Ernährung Besonders bei Patienten, die an *starken Durchfällen* leiden, muss auf die Ernährung geachtet werden. Wenn eine Allergie auf bestimmte Nahrungsmittel ausgeschlossen worden ist, wird der Patient mit vielen Vitaminen und mineralienhaltigen Speisen ernährt. Hinzu kommen quellende Produkte, die die Flüssigkeit binden, den Stuhlgang dadurch festigen sowie die Elektrolyte im Körper halten.

Obstipation

Obstipation ist vielen Menschen schon von Kindheit an bekannt. Sie wird häufig in der Psychologie und Erziehungswissenschaft benannt als Möglichkeit, etwas festzuhalten, als Bestrafung und als Zuwendungsgewinn. Die Entleerung ist – zumindest teilweise – steuerbar und somit ein gelerntes Verhalten. Das macht deutlich, welch hohen Stellenwert ein geregelter Stuhlgang haben kann. Die Fixierung mancher Menschen auf den Stuhlgang nimmt im Alter wieder zu. Sie fühlen sich nicht wohl, wenn sie nicht täglich mindestens einmal auf der Toilette waren. Die hauptsächlichen Gründe für eine Obstipation im Erwachsenenalter sind Bewegungsmangel, Flüssigkeitsmangel, Stress und das Schamgefühl. Das spielt auch im Alter noch eine Rolle. Teilweise verstärken sie sich oder treten in Kombination mit Erkrankungen auf. Viele ältere Menschen sind nicht mehr so mobil. Sie vermeiden häufiges Aufstehen und trinken lieber nichts, wenn es nicht in Reichweite steht. Kommt eine Erkrankung hinzu, kann die Bewegungsbereitschaft noch weiter sinken. Der Darm bekommt dann weniger Bewegung von außen und wird in seiner Mobilität nicht mehr unterstützt. Der Flüssigkeitsmangel verstärkt sich durch ein sinkendes Durstgefühl. Ältere Menschen vermeiden, etwas zu trinken, weil sie sonst häufiger zur Toilette müssen. Sie haben auch Angst vor Inkontinenz. Bei Patienten mit Demenz kommt hinzu, dass sie das Trinken einfach vergessen. Selbst der Stress ist bei älteren Menschen noch vorhanden. Für sie bedeutet es Stress, wenn sie nicht wissen, wo die nächste Toilette ist, wenn sie nicht wissen, wie sie sie erreichen können, wenn sie nicht wissen, ob jemand da ist, um ihnen zu helfen. Sie möchten niemandem zur Last fallen, keiner soll auf sie warten. Hinzu kommt das Schamgefühl, besonders wenn sie Hilfe benötigen; es könnte zu Blähungen kommen oder gar zu Geruchsbelästigungen, die sie niemandem zumuten wollen.
Erkrankungen, die mit dem Verlust oder der Einschränkung von Mobilität einhergehen, wie Schlaganfall, Parkinson-Erkrankung oder Querschnittslähmung, bergen zusätzlich das hohe Risiko einer Schwächung der Darmmuskulatur. Es kommt bei diesen Erkrankungen zu einem verlangsamten Weitertransport der Kotmasse. Da der Dickdarm aber für die Entwässerung des Kots zuständig ist, wird er zu sehr entwässert und dickt dabei ein. Eine weitere Problematik sind Frakturen im Becken- oder Hüftbereich. Durch die Angst vor den Schmerzen halten die Patienten den Stuhlgang so lange wie möglich zurück. Bei diesen Patienten besteht die Gefahr, dass sie aufgrund ihrer Schmerzmedikation zusätzlich zur Obstipation neigen, einer Nebenwirkung vieler Schmerzmedikamente. Weitere Medikamente wie Entwässerungstabletten, die bei Herzpatienten häufiger einge-

setzt werden, Eisenpräparate, Medikamente gegen Depressionen und Parkinson-Medikamente haben ebenfalls diese Nebenwirkungen, was bei der Einnahme immer beachtet werden muss.

Maßnahmen der Rehabilitation
Erste und wichtigste Maßnahme ist das *Trinkenlernen*. Hierfür wird geklärt, ob der Patient eine bestimmte Trinkmenge einhalten muss. Dies ist bei Patienten der Fall, die zu Wassereinlagerung Nierenkomplikationen neigen. Für diese Patienten beträgt die tägliche Trinkmenge circa 1,5 Liter.

Die normale Trinkmenge sollte im Alter mindestens 2,5 Liter betragen. Um eine Konstanz im Trinken zu erreichen, eignet sich eine Bindung an andere Aktivitäten: Rituale entwickeln und ausüben sowie das Nutzen besonderer Vorlieben. Hierzu muss als erstes gemeinsam herausgefunden werden, welche Getränke bevorzugt werden. Manche Menschen bevorzugen süße Getränke, kalte Getränke, mit oder ohne Kohlensäure, Tees oder Fruchtsäfte. Eine gute Befragung ist hier wichtig; sie sollte auch Menschen einbeziehen, die den Patienten gut kennen. Wenn Patienten sich nicht mehr selbst ausreichend äußern können, ist diese Abfrage besonders wichtig. Freunde und Familie wissen in den meisten Fällen, ob ein Patient morgens Tee mit Zucker oder Milch getrunken hat oder ob er Kaffee schwarz bevorzugte. Alle besonderen Rituale – wie zum Beispiel das Kaffeetrinken vor dem Frühstück, das Teetrinken immer Mittags um 15.00 Uhr oder auch das Bier zum Abendessen – können sehr wichtig sein, um die Patienten wieder zum Trinken zu bewegen oder in ihre alten Gewohnheiten zurückzuführen. Anschließend wird ein gemeinsamer Plan aufgestellt. Er beinhaltet alles, was zur Motivation genutzt werden kann. Als erstes werden die Getränke festgelegt, die der Patient trinken möchte und mag. Sie werden auf seine bevorzugten Zeiten verteilt. Dann wird berechnet, wie hoch der Restbedarf ist. Diese Menge wird gemeinsam auf Zeiten verteilt, an denen sie getrunken werden sollen. Geschickt ist es, die zugedachten Getränke in einer für den Patienten bequem erreichbaren Ecke zu platzieren. Sie dürfen jedoch nicht direkt als Mahnung vor den Augen stehen, das frustriert eher, als dass es ermunternd wirkt. Die Mengen, die zu den jeweiligen Zeiten getrunken werden sollen, dürfen nicht sehr groß sein. Eine Menge von 100 ml reicht bereits aus. Ist die Menge bedeutend größer, so kann es unter Umständen zu einem Völlegefühl oder Übelkeit kommen. Anfangs hilft es, einen Wecker zu stellen, um die nächste Trinkzeit nicht zu vergessen. Das sollte aber gut abgesprochen werden, da sich einige Patienten dadurch eher unter Zwang fühlen. Die hauptsächliche Trinkmenge wird in die Morgen- und Mittagszeit gelegt, damit das nächtliche Aufstehen nicht zur Belastung wird. Ist der Patient allein, wird auch daran gedacht, dass er sich die Getränke allein einschenken muss. Große schwere Flaschen sind da ein Hindernis, ebenso wie Gefäße, die sich schwer öffnen lassen. Besonders Wasser-/Sprudelflaschen mit einem Drehverschluss sind oftmals ein unüberwindliches Hindernis. Inzwischen gibt es für diese Verschlüsse Öffnungshilfen, sie sind jedoch meistens zu schwierig in

Trinken

der Handhabung, sodass das Problem weiterhin bestehen bleibt. Es ist einfacher, die benötigten Flaschen vorher von einer anderen Person öffnen zu lassen. Zumindest sollte überprüft werden, ob der Patient dazu in der Lage ist.

Am Abend wird dann gemeinsam angesehen, ob die Trinkmenge geschafft worden ist. Wenn das nicht der Fall ist, wird über die Gründe gesprochen und versucht, sie zu beseitigen. Ist der Patient aufgrund einer Demenz nicht mehr in der Lage, selbst zu trinken, ist es besonders wichtig, das Trinken an andere Aktivitäten zu binden oder mit hoher freudiger Emotion für den Patienten zu verbinden. Hier kann oftmals ein Trinktagebuch weiterhelfen. Es wird aufgezeichnet, wann und unter welchen Umständen der Patient welche Menge an Getränken zu sich genommen hat, um dann festzulegen, wie der Patient am ehesten und am besten trinkt.

Ernährung — Zusätzlich zu einer ausreichenden Flüssigkeitszufuhr braucht der Patient eine *angepasste Ernährung*. Jeder Mensch reagiert anders auf Nahrungsmittel. Die viel gelobten Vollkornartikel können bei manchen Menschen schädlich sein und Probleme wie Magenschmerzen, Völlegefühl oder Verstopfungen auslösen, besonders wenn nicht genügend Flüssigkeit getrunken wird. Aber auch für Menschen, die eine bestimmte Ernährung gewohnt waren, ist eine plötzliche Umstellung kaum zu verkraften. Sie reagieren mit einer deutlichen Verschlechterung ihrer Symptome. Durch genaues Beobachten der Ernährungsgewohnheiten eines Menschen anhand eines Tagebuchs lässt sich nach einiger Zeit ablesen, auf welche Nahrungsmittel der Patient besonders günstig reagiert. Im Allgemeinen sind Obst und Gemüse eine bessere Verdauungshilfe als Schokolade, Fleisch, Wurst und Käse. Es muss jedoch darauf geachtet werden, dass der Patient die entsprechenden Nahrungsmittel auch zu sich nehmen kann. Bei milchhaltigen Produkten wird erst beobachtet, bevor sie vermehrt eingesetzt werden. Heute gibt es bereits sehr viele Unterschiede bei den Milchprodukten, besonders Joghurt- oder Quarkprodukt werden mit Ballaststoffen, rechts- oder linksdrehenden Milchsäuren angeboten. Diese Produkte unterstützen in vielen Fällen die Verdauung, können jedoch ebenso eine gegenteilige Wirkung haben. Daher sollte genau beobachtet werden, welche Produkte für den Patienten vorteilhaft sind. Ebenso gibt es einige besondere Hilfsmittel: ein Glas Buttermilch auf nüchternen Magen trinken, am Vorabend eingeweichte Backpflaumen samt der Flüssigkeit vor dem Frühstück zu sich nehmen, Weizenkleie in einen Becher Joghurt mischen und ähnliches. All diese Hausmittel können helfen, müssen es aber nicht unbedingt.

Kolonmassage — Eine weitere Möglichkeit, das Abführen zu erleichtern und einen geregelten Stuhlgang zu ermöglichen, ist die *Kolonmassage*. Hierbei wird der Darm circa 15 Minuten massiert. Diese Massage eignet sich bei Patienten, die unter einem sehr trägen, langsamen Darm leiden, zum Beispiel Patienten nach einem Schlaganfall oder mit einer Parkinson-Erkrankung. Bevor mit dieser Methode gearbeitet wird, wird geklärt, ob eine Tumorerkrankung, ein entzündlicher Prozess im

Unterbauch oder eine vollständige Blockade vorliegt. Dies sind Erkrankungen, bei denen eine Massage nicht angewendet werden darf. Die Massage erfolgt anfangs täglich. Es besteht die Möglichkeit, diese Massage von einem Physiotherapeuten durchführen zu lassen. Sie ist aber schnell erlernbar und kann später auch vom Patienten selbst durchgeführt werden. Regelmäßig angewandt, ist ein deutlicher Erfolg oftmals schon nach wenigen Tagen zu erreichen.

Mit warmen, leicht geölten Händen wird ein Kontakt zum Unterbauch hergestellt, indem mit ganzer Innenhandfläche abwechselnd von der rechten Bauchhälfte zur linken gestrichen wird. Dabei bleibt immer eine Hand auf dem Bauch während die andere Hand die Seite wechselt. Das Streichen sollte nicht zu schnell geschehen, da der Bauch sich entspannen soll und nicht die Aktivität in die Bauchmuskeln als Abwehrspannung geleitet werden darf. Ist ein entspannter Zustand erreicht, wird mit der Massage begonnen. Teilt man den Bauchraum in drei gleich breite Längszonen, so wird im ersten Drittel in der Mitte begonnen. In Höhe der Leiste werden beide Hände aufeinander gelegt und mit den vorderen Fingeranteilen unter leichtem Druck kreisende Bewegungen in Richtung Oberkörper durchgeführt. Es ist eine Art kreisendes Schieben. Dies wird bis zu einer gedachten Linie circa drei Fingerbreit unter dem Bauchnabel durchgeführt und dann auf dieser Linie quer bis zum Mittelpunkt des linken Drittels. Hier wird die Bewegung abwärts in Richtung Leiste vollzogen. Die Massage wird etwa fünfzehn Minuten langsam wiederholt, wobei beim Neubeginn eine Hand immer den Körper berühren sollte. Zum Schluss wird nochmals mit leichter Berührung der Bauchraum mit ganzer Hand von rechts nach links entspannt gestrichen.

Zusätzlich zu allen Maßnahmen ist Bewegung die beste Möglichkeit, eine Obstipation zu vermeiden. Je mehr Bewegung erfolgt, desto mehr Bewegung hat auch der Darm. Dies gilt auch bei *Blähungen*. Sie sind meistens nur durch kontrolliertes Essen und Bewegung in den Griff zu bekommen. Eine genaue Tagebuchführung über die Essgewohnheiten ist oftmals die einzige Möglichkeit, die Nahrungsmittel herauszufinden, die Blähungen auslösen. Anis-Fenchel-Tees, Kümmel oder Chili helfen bei bereits bestehenden Problemen.

Bewegung

5.4 Rehabilitation bei Seh- und Hörstörungen

Probleme mit den Augen und den Ohren sind im Alter häufig. Mehr als die Hälfte aller älteren Menschen ist mindestens in einem dieser Wahrnehmungsorgane eingeschränkt, viele auch in beiden gleichzeitig. Die Behinderungen sind individuell, da die Abstufung der Einschränkung fließend ist. Von leichter Behinderung bis zum vollständigen Ausfall ist jede Variante möglich. Ebenso gibt es unterschiedliche Verläufe, von plötzlicher Einschränkung, die bestehen bleibt, bis hin zu einem schleichenden Prozess, der sich über lange Zeit hinziehen kann.

Für die betroffenen Menschen ist diese Behinderung von großer Bedeutung. Sie verlieren nicht nur ihre Seh- oder Hörfähigkeit, sie verlieren damit zugleich die Möglichkeit, ein vollständig selbstständiges Leben zu führen.

5.4.1 Folgen einer Sehbehinderung

Selbst mit einer leichten Einschränkung kann es zu *Stürzen* kommen. Eine vorstehende Kante wird übersehen und ein Sturz ist die Folge. Beim Zubereiten der Nahrung oder dem Benutzen von gefährlichen Werkzeugen kommt es zu vielen Unfällen mit *Verletzungen*. Offene Schränke oder gläserne Türen werden einfach nicht gesehen, die Betroffenen ziehen sich häufig Verletzungen am Kopf zu. Verletzungen und *Unfälle im Straßenverkehr* sind im Alter in den meisten Fällen die Folge einer Einschränkung der Wahrnehmung.

Eine Sehbehinderung kann Ursache der *Unterernährung* im Alter sein. Die Patienten sehen oftmals die Nahrungsmittel nicht mehr, die sie im Schrank stehen haben. Einige kommen nicht mehr mit der Zubereitung zurecht oder haben Angst einkaufen zu gehen, da sie die Nahrungsmittel nicht finden oder mit dem Bezahlen nicht mehr zurecht kommen. Bei Patienten, die durch ihre Augenerkrankung kein Licht mehr aufnehmen können, kommt es zu *Depressionen*, da bei ihnen ein Mangel an Vitamin D entsteht.

Soziale Probleme

Hinzu kommen die Probleme im sozialen Umfeld. Die *Angst vor der Abhängigkeit* wächst. Aufgrund von Missverständnissen kann es zu einem Vertrauensverlust in die Menschen, mit denen der Patient zu tun hat, kommen. Sie haben selten gelernt, ein so großes Vertrauen aufzubringen, dass sie ohne Ängste ihr Leben führen können. Das führt unweigerlich zu einer *Vereinsamung*. Sie haben nicht mehr so häufig die Möglichkeit, sich mit Freunden oder Bekannten zu treffen, und wenn sie sich begegnen, ist häufig viel *Misstrauen* vorhanden.

Wir alle überprüfen die Richtigkeit einer Aussage, indem wir unser Gegenüber ansehen. Auch das Überprüfen des Geldes beim Einkaufen oder anderen Geschäften gehört für uns zum täglichen normalen Verhalten.

Die Nachrichten warnen uns vor Betrügern und vor Menschen, die die Hilflosigkeit oder Gutmütigkeit anderer ausnutzen. Da ist es verständlich, dass das Vertrauen in die Zuverlässigkeit und Ehrlichkeit der umgebenden Menschen gestört sein kann.

5.4.2 Ursachen einer Sehbehinderung

Altersbedingte natürliche Veränderungen

Nicht jeder Mensch wird sozusagen automatisch von einer Sehbehinderung betroffen. So wie nicht jeder alte Mensch viele Falten oder weiße Haare haben „muss", sind auch die Veränderungen beim Sehen unterschiedlich ausgeprägt. Sie werden in vielen Fällen erst bemerkt, wenn größere Einschränkungen spürbar sind.

Zu den Ursachen gehören:

- Die Verkleinerung der Pupille und eine Verlangsamung der Pupillenreaktion. Das kann zu einer Verringerung der Lichtaufnahme auf der Netzhaut führen.
- Der Elastizitätsverlust der Linse. Er führt zu einem Verlust des scharfen Nahsehens, das Lesen wird zu einem Problem.
- Die Gelbfärbung der brechenden Anteile im Auge führt zu einer Schwächung des Farbensehens. Blau und Grün können nicht mehr unterschieden werden.
- Die Trübung der lichtdurchlässigen Anteile des Auges führt zu einer Sehstärkenminderung sowie zu einer Empfindlichkeit gegenüber hellen Lichtquellen. Dies ist besonders beim Autofahren ein Problem.
- Veränderung der Tränendrüse. Es kommt zu einer geringeren Produktion der Tränenflüssigkeit, was zu einem trockenen, reizbaren Auge führen kann, das häufiger zu Entzündungen neigt.

Traumatische Ursachen

- Verletzung der Augen durch Gewalteinwirkung,
- Verletzung der Augen durch Chemikalien,
- Verletzung der Augen durch Verstrahlung.

Erkrankungen

Sie können unterschiedliche Lokalisationen haben, da wir zum Sehen nicht nur das Auge selbst brauchen, sondern auch Nervenbahnen, die die aufgenommenen Reize an das Gehirn weiterleiten, das die Reize zu einem vollständigen Bild zusammensetzt.

Zu den Ursachen gehören:

- Tumore: Sie können am Auge, den Nervenbahnen sowie dem Gehirn zu Problemen führen, die je nach Lokalisation unterschiedliche Symptome hervorrufen.
- Katarakt: Eine Trübung der Linse, die zu einer Verminderung des Visus, zu einer erhöhten Blendung und zu einem Verschwommensehen führen kann.
- Glaukom: krankhafte Erhöhung des Augeninnendrucks, der von einer Einschränkung der Sehschärfe bis zum Erblinden führen kann.
- Der Verschluss von Arterien kann zu Ausfällen in einzelnen Quadranten bis hin zur völligen Erblindung führen.
- Der Verschluss von Venen führt zu einer Sehverminderung.
- Die diabetische Retinopathie, ausgelöst durch einen schlecht eingestellten oder nicht erkannten Diabetes mellitus als Spätfolge, kann eine Sehminderung, Verschleierung oder den Ausfall von Quadranten zur Folge haben.
- Die Makuladegeneration ist eine Erkrankung der Pigmentepithelien, die die Netzhaut umkleidet und verhindert, dass Lichtreflexe im Auge entstehen. Es kommt zu einem krankhaften Absterben

von einzelnen Feldern. Das führt erst zu einem Verzerrtsehen und einer Sehminderung, später zu einem Ausfall von einzelnen Quadranten.
- Tumore oder Blutungen im Gehirn sowie ein Schlaganfall können eine Halbseiten-Wahrnehmungsstörung (Neglect) auslösen, bei der die eine Seite vollständig vergessen wird. Es kann ebenfalls zur Vernachlässigung einer Seite (Hemianopsie) kommen. Der Patient muss immer wieder an diese Seite erinnert werden, kann sie aber durch Drehen des Kopfes wahrnehmen. Als drittes können einzelne Quadranten im Sichtfeld ausfallen. Der Patient kann ein Glas auf dem Tisch nicht sehen, sieht jedoch den Teller, der etwas weiter unten steht.

5.4.3 Maßnahmen der Rehabilitation

Psychosoziale Betreuung und Kontakte

Der Erhalt oder die Wiederherstellung einer vertrauten Atmosphäre ist die Grundlage für ein selbstständiges Handeln und eine weitgehend zufriedene Lebensführung. Menschen, die sehr schlecht oder gar nicht sehen, entwickeln ihre anderen Sinnesorgane deutlich mehr und sind dadurch auf diese fixiert.

Ein gesprochener Satz wird mit allen seinen Zwischentönen und nicht gesprochenen Worten gehört. Jede Tonhöhe oder Veränderung wird wahrgenommen. Hinzu kommen die eigenen Interpretationen, die aus Erfahrungen, Ängsten, Wissen und Wünschen zusammengesetzt werden. Es fehlt ihnen die Abgleichung mit den Gesten, den Handlungen und dem Gesichtsausdruck des Gegenübers. Das bedeutet für die pflegenden Personen, dass sie stets darauf achten müssen, *wie* sie etwas sagen und *was* sie sagen. Ehrlichkeit und Verlässlichkeit werden zu zwingenden Eigenschaften der Pflegenden. Das begleitende Reden und Erklären ist ein wichtiger Punkt. Alles was vor der Erkrankung des Patienten durch das Sehen erlebt, verarbeitet und begriffen wurde, muss nun von den Pflegekräften beschrieben und kommentiert werden. Es reicht nicht, ein Brot vorzubereiten und es dem Patienten ohne Worte zu reichen. Es ist notwendig, mit dem Patienten zu sprechen, damit er weiß, er muss nun an der rechten Tellerseite danach greifen.

Verlässlichkeit — Verabredungen, die getroffen wurden, müssen unbedingt eingehalten werden. Sie werden bei der Abmachung auch darauf überprüft, ob sie verstanden worden sind und beide Seiten dasselbe meinen. Eine Lüge oder eine Unwahrheit – sei sie noch so klein oder unbedeutend in den Augen der Pflegenden – ist absolut zu vermeiden. Ist eine Pflegekraft auch nur 15 Minuten zu spät, darf sie nicht behaupten, dass es die abgemachte Uhrzeit ist. Das gilt selbst dann, wenn der Gedanke besteht, dass der Patient es ja nicht kontrollieren kann. Es ist wichtig, das Verhalten zu entschuldigen und für das nächste Mal eine Lösung zu finden, bei der die Pflegekraft *vorher* ankündigt, dass die Abmachung nicht eingehalten werden kann.

Die Patienten sollten neben den Pflegenden auch Kontakt zu anderen Menschen haben. Je ritualisierter die Kontakte sind, desto weniger Aufregung und Ängste schaffen sie und der Gewinn ist deutlich spürbar. Viele Kirchengemeinden bieten Altennachmittage an, die auf die Bedürfnisse der älteren Menschen zugeschnitten sind. Teilweise bieten sie sogar einen Fahrdienst zu einem geringen Preis an. Über Besuchsdienste sozialer Einrichtungen lassen sich regelmäßige Kontakte nach außen herstellen. Manchmal ist es nur eine Frage der offenen Worte, wie Menschen zusammengebracht werden können. Viele ältere Menschen, die noch Angehörige haben, trauen sich nicht, diese um Hilfe zu bitten. Da hilft es, das Problem einmal anzusprechen. Gibt es zum Beispiel Freunde oder Bekannte, die nicht mehr in der Lage sind, eigenständig zu Besuch kommen, dann ist das eine Frage der Organisation. Viele Taxiunternehmen sind darauf eingerichtet, Menschen mit leichten Behinderungen regelmäßig zu unterstützen, bis sie am sicheren Ort sind. Gerade kleinere Unternehmen sind gern bereit, auf bestimmte Bedürfnisse, wie zum Beispiel Hilfsmittel wie Rollatoren mitzunehmen und aufzubauen oder eine Treppe hinaufzuhelfen, wenn etwas Sicherheit fehlt, einzugehen. Sie sollten allerdings vorher darüber informiert werden.

Leben sehbehinderte Menschen allein in ihrer Wohnung, muss eine Lösung gefunden werden, mit der sie sprachlich mit Menschen vor ihrer Tür kommunizieren können. Eine vorgelegte Kette hilft ihnen wenig. Sprechanlagen geben ein besseres Sicherheitsgefühl. Lebt der Patient in einem Pflegeheim und öffnet seine Tür nicht selbst, so ist es unabdingbar, sich beim Eintreten klar und deutlich erkennen zu geben. Selbst wenn nur kurz die Tür geöffnet und wieder geschlossen wird ohne einzutreten, ist es wichtig sich zu melden.

Sicherheit

Um den Patienten zu unterstützen, der eine langsame unumgängliche Verschlechterung seiner Sehkraft hat, wird früh damit begonnen, sein Umfeld entsprechend umzustellen. Je vertrauter und gleichbleibender das Leben des Sehbehinderten ist, desto sicherer fühlt er sich und desto selbstständiger bleibt er auch. Angehörige sollten immer bedenken, dass es keine Ablehnung bedeutet, wenn der sehbehinderte Mensch sie nicht mehr besucht. Für ihn ist es umso schöner, wenn die Angehörigen ihn besuchen, ihre Dinge selbst mitbringen und ihn Gast in seinem eigenen sicheren Bereich sein lassen.

Ist eine intensive Rehabilitationsmaßnahme für einen sehbehinderten Menschen nötig, so ist als erstes eine mobile Rehabilitation in Betracht zu ziehen. Eine Maßnahme an einem anderen Ort, und sei er noch so behindertengerecht eingerichtet, verunsichert und der Patient braucht viel Zeit, um sich zu orientieren. Für Sehbehinderte ist es ein Unterschied, ob sie mit einem Hilfsmittel durch ihre eigene Wohnung gehen müssen oder ob sie die breiten Flure einer Klinik benutzen.

Auf einen Aufenthalt außerhalb der Wohnung sollte aber nicht ganz verzichtet werden. Ein regelmäßiger Spaziergang kann von großer Bedeutung sein. Mit einem Menschen an seiner Seite, der in der Lage ist zu führen, ist das kein Problem. Wichtig ist das Vorausdenken, die Begleitperson muss über Schwellen, Hindernisse oder Gefahrenquellen hinweghelfen. Wird dann immer der gleiche Weg gewählt, so fühlt sich der Patient bald immer sicherer. Wenn die Begleitperson dann in der Lage ist, das Umfeld in seinen Veränderungen zu beschreiben, so hat der Patient immer wieder das Gefühl, am Leben teil zu haben. Ist die Begleitperson jemand, die den Patienten seit längerem kennt, können gut erinnernde Vergleiche als Beschreibung hinzugezogen werden.

Um selbstständig Kontakt aufzunehmen, braucht der Patient ein Telefon, das er bedienen kann. Hierfür bieten einige Hersteller Großtastentelefone an, im Sanitätshandel gibt es ebenfalls besonders gut geeignete zu kaufen. Das Telefon muss eine Möglichkeit zum Einspeichern von Nummern haben, sodass der Patient nur eine Taste drücken muss, um den gewünschten Gesprächspartner anzurufen. Ein Gefühl von Sicherheit wird vermittelt, wenn unter einer Nummer immer jemand zu erreichen ist. Hat ein Patient mehrere Menschen, mit denen er gerne telefonieren möchte, und braucht deshalb viele Telefonnummern, so kann ein Telefon mit Spracherkennung gekauft werden. Hierbei ist darauf zu achten, dass die Tasten zum Anschalten gut erreichbar sind. Das Installieren wird von einer kundigen Person übernommen.

Anpassung des Wohnraums

Bei der Anpassung des Wohnraums gilt es als erstes, Sicherheit für den Patienten zu schaffen. Er erkennt keine Gefahrenquellen wie etwa Teppiche, die sich aufgerollt haben, daher sind Teppiche grundsätzlich zu entfernen. Die Wohnung ist so sparsam wie möglich einzurichten. Es ist sinnvoller, feste Handläufe als Führung anzubringen, als dass sich die Patienten von Möbelstück zu Möbelstück tasten müssen. Dekorierende Gegenstände sind vielfach hinderlich, zum Teil sogar gefährlich, wenn sie aus Glas sind, herunterfallen, zerbrechen und der Patient versucht, sie wieder aufzuheben. Scharfe Kanten an Möbelstücken lassen sich mit etwas Schaumstoff oder Styropor umkleiden, sodass die Verletzungsgefahr gemindert wird. Sitzgelegenheiten müssen stabil stehen und nicht gleich umfallen, wenn sie angestoßen werden oder sich jemand schräg auf die Sitzfläche setzt. Dabei muss darauf geachtet werden, dass die Beine der Möbel nicht schräg in den Raum hineinstehen. Die Einrichtungsgegenstände bleiben tunlichst immer an den gleichen Plätzen stehen, es sei denn, der Patient stößt sich immer wieder an etwas, dann muss es entfernt werden.

Türen, die nicht entfernt werden können, da sie unbedingt benötigt werden, erhalten einen selbstschließenden Mechanismus beziehungsweise eine Arretierungsmöglichkeit. Es wird damit vermieden, dass die Tür halb geöffnet in Raum steht.

Lichtquellen

Die Lichtquellen und die Lichtstärke in den Räumen sind von besonderer Wichtigkeit. Je klarer und je heller, desto besser für den Patienten. Räume mit vielen Fenstern, die nicht voller Blumen stehen, geben deutlich mehr Licht. Ist das Anschalten des Lichts ein Problem, so können Zeitschaltuhren, die immer den Lichtverhältnissen angepasst werden müssen, oder selbsttätige Lichtmesser mit Anschaltautomatik eine große Hilfe sein. Für Räume, die weniger genutzt werden, eignet sich ein Bewegungsmelder, um das Suchen des Lichtschalters zu vermeiden und damit eine Sturzgefahr zu unterbinden. Lampen werden so angebracht, dass sie nicht angestoßen oder umgestoßen werden können. Es muss darauf geachtet werden, dass der Patient sich nicht selbst das Licht nimmt, indem er sich davor stellen muss. Die Lichtquelle ist so anzubringen, dass sie über die Arbeitsfläche scheint, wenn zum Beispiel in der Küche etwas zubereitet wird. Damit der Patient sich zeitlich orientieren kann, ist es in manchen Fällen schon ausreichend, eine größere Uhr anzubringen. Sie sollte unbedingt ein Zifferblatt haben und keine Digitalanzeige, da diese kaum erkennbar ist. Ein größerer Zeiger kann aufgrund der Stellung bereits die Uhrzeit deutlich machen, ohne dass die Zahlen gelesen werden müssen. Ist das Erkennen nicht mehr möglich, kann eine sprechende Armbanduhr helfen. Sie sind über die meisten Sanitäts- oder Rehafachgeschäfte zu erhalten.

Tagesgestaltung und Anpassung von Hilfsmitteln

Der sehbehinderte Patient ist in seiner Tagesgestaltung stark eingeschränkt. Viele Unterhaltungsmöglichkeiten sind auf visuelle Fähigkeiten ausgerichtet. In den meisten Fällen wird davon ausgegangen, dass der alte Mensch seine Unterhaltung lieber ohne körperliche Aktivität gestaltet. Etwa die Hälfte aller Reize wird über die Augen aufgenommen. Das bedeutet, dass ein sehbehinderter Mensch nur wenig Anreiz hat, aktiv zu denken oder zu handeln. Das Fernsehprogramm zum Beispiel nimmt heute eine sehr wichtige Rolle ein. Es vermittelt Neuerungen in der Lebensführung, bringt Informationen und lässt zum Teil die älteren Menschen am Leben teilhaben. Früher gab es die Großfamilie, in der sich abends alles erzählt wurde und in der die Jüngeren die Älteren über Neuerungen informierten. Heute sitzen die Älteren allein in kleinen Wohnungen. Umso wichtiger ist es, dass ein sehbehinderter Mensch vermehrt akustische Anreize erhält. Immer mehr stellt sich unsere Gesellschaft darauf ein: Bücher aller Genres sind als Hörbuch zu erhalten. Im Fernsehen werden die Bilder immer größer und es gibt die Möglichkeit gesprochene Bildbeschreibungen zuzuschalten. Vielfach sind die Fernseher aber zu kompliziert zu bedienen. Die Fernbedienungen haben zu viele Tasten und lassen sich zum Teil nur noch durch kurze Berührung benutzen und verändern sich schon bei längerem Berühren. Ein sogenanntes Touchfeld ist für den Sehbehinderten fast unmöglich. Es ist wichtig, eine Fernbedienung mit wenigen Tastaturen zu finden. Eventuell können die Tasten, die nicht gebraucht werden, abgeklebt werden. Tasten lassen sich auch farblich und mit kleinen erhabenen Punkten markieren, hier eignet sich ein Sekundenklebertropfen. Dem Fernseher wird eine Grundeinstellung gegeben, die durch die heutigen Kindersicherungen nicht zu verstellen ist. Möchte ein Patient, dass der Fernseher nicht immer auf Stand-by steht, sondern richtig ausgeschaltet ist, so kann eine Verteilersteckdose zwischengeschaltet werden, die einen großen Hauptschalter hat und in den meisten Fällen auch mit einem Lichtsignal ausgestattet ist. Zusätzlich braucht der Patient ein für ihn bedienbares Radio. Ist kein altes Radio mit Dreh- oder Druckschal-

Unterhaltung

tern mehr vorhanden, so kann oftmals im Gebrauchtwarenhandel eines erstanden werden. Manche Händler bieten Nostalgieradios an, die dem heutigen Hörstandard entsprechen und nur sehr wenige Tasten haben.

Einige Kirchengemeinden bieten auch Aufzeichnungen der Gottesdienste an. Sie werden in den meisten Fällen von Ehrenamtlichen verteilt, das kann in den Gemeindebüros erfragt werden.

Waschen und Kleiden

Beides ist auch einem vollständig blinden Patienten selbstständig möglich. Die Frage ist immer, welche Ansprüche er selbst oder seine Umgebung hat. War es für eine Frau selbstverständlich, sich täglich zu schminken und ist dies nicht mehr allein möglich, so muss darüber gesprochen werden, inwieweit es ihr weiterhin wichtig ist.

Um das eigenständige *Waschen* zu ermöglichen, wird das Bad des Patienten so vorbereitet, dass er seine notwendigen Utensilien finden kann. Alles hat seinen festen Platz und ist vom Waschbecken aus sitzend zu erreichen. Handelt es sich um eine plötzliche Erblindung, starke Sehbehinderung oder der Patient zieht in eine ungewohnte Umgebung, so wird mit ihm gemeinsam das Bad eingerichtet. Auf einer Ablagefläche, die nicht glatt sein darf (Antirutschmatte oder ein dünnes Handtuch), werden die benötigten Utensilien von rechts nach links aufgereiht. Der Patient bestimmt, in welcher Folge die Gegenstände stehen. Ein Austausch der Utensilien gegen bruchsichere Gefäße und Behälter ist nötig. Die Ablage wird so gestaltet, dass nichts herunterfallen kann. Ist nur ein höheres Regal verfügbar, ist es besser, eine Barriere an der vorderen Kante zu installieren. Das erleichtert dem Patienten die Orientierung, wenn er die Gegenstände wieder abstellt. Gemeinsam mit dem Patienten werden die Handgriffe geübt, die dafür nötig sind, das die Zahncreme auf die Zahnbürste gelangt. Das geschieht, indem mit einem Finger der Hand, die die Bürste hält, der Bürstenkopf berührt und die Zahncremetube mit der Bürste in Verbindung gebracht wird, sodass spürbar ist, wo die Creme aufgetragen wird. Der Patient lernt, die Wassermenge im Zahnputzbecher mit einem über den Rand gelegten Finger zu kontrollieren, er achtet dabei gleichzeitig auf die Temperatur des Wassers. Das Aufdrehen des Wasserhahns geschieht immer von kalt nach warm und wird mit einer Hand überprüft. Ist ein Patient sehr ungeschickt dabei oder wird gerade ein neuer Wasserhahn installiert, so eignet sich ein Warmwasserknopf mit einer Sperre. Er gibt die Warmwassermenge nur bis zu einer selbst eingestellten Menge frei und verhindert so ein Verbrühen. Das Waschen selbst ist für die Patienten kein Problem, da sie dabei keine Sichtkontrolle brauchen. Wichtig ist nur, dass sie selbst ihre eigene Ordnung einhalten und alle gebrauchten Dinge wieder an den dafür vorgesehenen Platz stellen.

Das *Anziehen* ist meistens nur in der Auswahl der Kleidungsstücke und in der Zusammenstellung ein Problem. Legt der Patient großen Wert auf farblich abgestimmte Kleidung, so muss die Auswahl durch eine korrekte vorherige Sortierung der Kleidung vorbereitet werden. In Absprache mit dem Patienten kann für jeden Tag ein geeigneter

Wäscheturm zusammengestellt oder die Wäsche nach Art und Farbe sortiert werden, damit der Patient immer das oberste Wäschestück nehmen kann. Eine weitere Möglichkeit besteht darin, bestimmte Kleidungsstücke gemeinsam auf einen Bügel zu hängen. Das Waschen und Sortieren der Wäsche ist allerdings ein Problem. Wenn es keine Angehörigen gibt, die bereit sind, diese Arbeit zu übernehmen, bleibt nur, eine Wäscherei zu beauftragen. Diese kommt nach Absprache oftmals auch ins Haus, um die Wäsche abzuholen und zu bringen.

Ernährung

Das Einkaufen der Lebensmittel ist für den Sehbehinderten oftmals sehr schwierig, selbst wenn er noch in der Lage ist, selbst oder mit Angehörigen in den Laden zu gehen. Sehbehinderte sind darauf angewiesen, sich alles erklären zu lassen. Durch die ständige Veränderung der Verpackungen, der Inhaltsmengen, der Lebensmittel und der Standorte können sie nicht auf ihre Erinnerung zurückgreifen. Es kommt immer wieder zu Verwechselungen, indem sie zum Beispiel Milchreis als schnelles Einrührprodukt mitnehmen, anstelle des Milchreises als Korn, den sie von früher kennen und zu kochen gewohnt sind. Den deutlich kleineren Hinweis auf der Packung haben sie nicht erkannt. Probleme beim Einkaufen machen auch die in den Kaufhäusern üblichen Hindernisse. In den Gängen gestapelte Ware, verchromte Stangen, die als Wegweiser dienen, und enge Zuführungen zu den Kassen. Die heutige Selbstbedienung bei den Frischwaren hält sie meistens ganz davon ab, zu diesen Waren zu greifen. Die klein gedruckte Nummer auf der Waage ist nicht zu entziffern. Eine Bedienung ist nicht in der Nähe. An der Kasse sitzt dann eine Unbekannte und der Patient ist darauf angewiesen, diesem Menschen bei der Bezahlung zu vertrauen. Er kann weder die eingegebene Ware noch das Wechselgeld kontrollieren. Um all das zu vermeiden, gibt es nur die Möglichkeit, gemeinsam mit einer Person des Vertrauens einkaufen zu gehen oder einen Markt zu finden, der bereit ist, die Lebensmittel nach Bestellung ins Haus zu liefern.

Zu Hause werden die Lebensmittel immer an die gleichen Plätze sortiert. Besonders zu beachten sind die verschiedenen Verschlüsse der Verpackungen. Einige Nahrungsmittel haben eine komplizierte Öffnungsform, Kindersicherungen oder ähnliches. Es ist darauf zu achten, dass die Nahrung immer in den gleichen Behältnissen gekauft wird.

Für die Zubereitung warmer Nahrung ist eine leichte Sehfähigkeit wichtig. Für vollständig blinde Menschen bleibt meistens nur die Möglichkeit, sich fertige Gerichte bringen zu lassen oder Fertigprodukte zu kaufen und sie in der Mikrowelle zu erhitzen, wenn sie allein leben. Ist es für sie noch möglich selbst zu kochen, dann ist das – neben einer sinnvollen Beschäftigung – meistens zugleich eine bessere und gesündere Art der Ernährung. Wenn der Patient die Nahrung selbst zubereitet, sollte er sich viel Zeit dafür nehmen können. Alle Gerätschaften haben wieder ihren festen Platz. Schüsseln und Behältnisse aus Plastik sind sicherer als solche aus Glas. Sie gehen nicht so schnell kaputt, hinterlassen keine gefährlichen Scherben, und

Einkaufen

sie leiten die Wärme nicht so gut. Allerdings muss akzeptiert werden, wenn ein Patient nicht aus einem Plastikbecher trinken oder von einem Plastikteller essen möchte. Selbst wenn es vernünftig wäre, ist es besser, seinen Wunsch zu respektieren. Andernfalls würde er unter Umständen nicht mehr genügend essen. Da die Zubereitung schon viel Energie und Geduld verlangt, ist es wichtiger, dass die Betroffenen überhaupt essen. Bei Patienten, die nicht mehr sehen, ist es von Vorteil einen Teller mit erhöhtem Rand zu verwenden, da sie sonst das Essen oftmals vom Teller schieben.

Kücheneinrichtung Eine optimale Küche bietet viel freie Fläche. Alle Arbeitsflächen und Schränke sind an der Wand angeordnet. Schön ist es, wenn in der Küche gegessen werden kann. Das bedeutet, dass das Essen nicht so weit herumgetragen werden muss. Eine fest installierte Eckbank ist von großem Vorteil, weil keine Stühle als Stolperfalle herumstehen. Ein Elektroherd mit hoch stehenden Platten ist einfacher in seiner Handhabung als ein Herd mit Ceranfeld, bei dem nicht deutlich genug zu erkennen ist, wo der Topf stehen muss. Eine eingebaute Zeitschaltautomatik verhindert das Anbleiben der Platte. Bei der Mikrowelle wird darauf geachtet, dass die Zeitschaltuhr durch Drehen betätigt wird und nicht mit reiner Berührung.

Für die weitere Ernährung mit Brot und Aufschnitt empfiehlt es sich, bereits zugeschnittene Lebensmittel zu kaufen. Bäcker haben in den meisten Geschäften eine Brotschneidemaschine, und geschnittene Wurst/Käse ist einfacher auf das Brot zu bekommen als zu streichende Beläge. Wird dennoch gerne ein scharfes Messer eingesetzt, so gibt es sie mit beweglichen Sicherheitskappen in den Reha-Fachgeschäften zu erwerben. Das Essen selbst ist mit den Händen deutlich einfacher, nur so kann der Patient kontrollieren, ob er alles gegessen hat und wie es zu seinem Mund gelangt. Hier gibt es viele andere Ideen, um den Haushalt sicherer zu machen, je nach den besonderen Bedürfnissen der Benutzer. Die Getränke stellt der Patient morgens bereits in der mindestens benötigten Menge an einen bestimmten Platz. Er hat sonst keine Kontrolle über die getrunkene Menge. Beim Einschenken nimmt er den Becher in die eine Hand und hält einen Zeigefinger über den Rand in den Becher. Mit der anderen Hand nimmt er die Flasche, die bereits geöffnet ist. Der Becher wird jetzt an der Flaschenöffnung platziert, sodass er unterhalb der Kante Halt findet. Es wird nun so viel in den Becher gefüllt, bis die Flüssigkeit am Finger gespürt wird. In den meisten Fällen schaffen die Patienten das nach nur wenigen Malen der Übung. Eine weitere Möglichkeit, genügend zu trinken, ist natürlich das Trinken direkt aus der Flasche oder das Benutzen von kleineren Flaschen und das Trinken mit einem Strohhalm. Das wird aber von vielen Patienten abgelehnt.

Medikamenteneinnahme Die korrekte Medikamenteneinnahme ist von großer Bedeutung. Die Medikamente werden in tagesstrukturierten Dispensern einsortiert. Es gibt unterschiedliche Dispenser in Apotheken oder Reha-Fachgeschäften zu kaufen. Benötigt der Patient zu ganz bestimmten exakten Uhrzeiten seine Medikamente, zum Beispiel ein Parkinson-Patient, so wird an die Uhrzeit mit einem Wecker erinnert. Es gibt 24-Stunden-

Wecker, die dauerhaft in Betrieb bleiben können. Die Medikamente werden von Angehörigen oder anderen Personen gerichtet. In einigen Arztpraxen gibt es die Möglichkeit, seine Medikamente richten zu lassen, desgleichen in den manchen Apotheken. Diese Aufgaben werden gleichfalls von Pflegediensten übernommen.

5.4.4 Folgen einer Hörbehinderung

Wie bei Sehbehinderungen sind auch bei Hörbehinderungen Verhaltensveränderungen eine häufige Folge. Durch das nicht Aufnehmen oder das falsche Aufnehmen von Informationen geraten die Patienten immer mehr in die Isolation. Eine häufige Folge ist die Depression. Auch besonders aggressives Verhalten zeigen manche Patienten. Vielfach wird ihr lautes Reden und Verhalten fälschlicherweise als Aggression gedeutet. Die nicht vorhandene oder sehr langsame Reaktion auf Ansprache wird oftmals als dementes Verhalten interpretiert. Patienten mit einer Hörbehinderung können dem schnellen Leben nicht mehr folgen und verstehen Veränderungen häufig nicht. Sie ziehen sich aus Beziehungen zurück, werden schreckhaft und wirken eigensinnig. Durch das oftmals sehr langsame Verschlechtern der Hörfähigkeit wird ein Hörproblem häufig erst sehr spät als solches erkannt. Der Patient selbst verneint die Problematik vielfach eine Zeit lang, bis er bereit ist, zu einem Hörtest zu gehen und sich untersuchen zu lassen.
Der Patient vereinsamt immer mehr, da sich Menschen aus seinem Umfeld von sich aus zurückziehen. Lautes überdeutliches Reden strengt sehr an und wenn das Gefühl entsteht, dass man nicht richtig verstanden wird, dann ziehen manche Menschen sich zurück und wollen keinen oder nur den nötigsten Kontakt.
Beschäftigung ist oftmals auf körperliche Aktivität reduziert, die meistens mühsam ist, oder auf das Lesen, was ebenfalls häufig im Alter eingeschränkt ist.

5.4.5 Ursachen einer Hörbehinderung

Altersbedingte natürliche Veränderungen

Eine altersbedingte Schwerhörigkeit (Presbyakusis) tritt in manchen Fällen auf. Sie beginnt ca. ab dem 50. Lebensjahr, verläuft meistens sehr langsam und betrifft beide Ohren gleichzeitig. Zugrunde liegt ein Abbau der kleinen Haarzellen und des Hörnervs aufgrund äußerer wie auch innerer Faktoren wie Lärm und dem normalen Zellabbau. Altersbedingte Schwerhörigkeit betrifft aber nicht jeden Menschen und auch nicht immer bereits im 50. Lebensjahr. Es gibt durchaus viele hoch betagte Menschen, die ohne Einschränkungen ihre Umwelt wahrnehmen.

Traumatische Ursachen

Hierzu gehören durch starken Lärm ausgelöste Traumata, die entweder durch einen lauten Knall ausgelöst wurden oder durch Lärm, der das Gehör über einen längeren Zeitraum belastete.
Ebenso können Unfälle mit Beteiligung des Ohrbereichs eine Schwerhörigkeit oder Taubheit zur Folge haben.

Erkrankungen

Zu den Erkrankungen, die Hörstörungen zur Folge haben, gehören Tumore, Meningitis, chronische Entzündungen, Morbus Ménière und der Hörsturz.
Hinzu kommen Hörprobleme, die aufgrund von Medikamenten entstehen, die Hörstörungen als besondere Nebenwirkung aufweisen, zum Beispiel einige Antibiotika oder Zytostatika.
Entzündliche Prozesse können häufig durch zu viel Cerumen (Ohrschmalz) oder Fremdkörper im Ohr ausgelöst werden.

5.4.6 Maßnahmen der Rehabilitation

Psychosoziale Betreuung und Kontakte

Wie bei den Sehbehinderungen, ist auch bei den Hörbehinderungen die psychische Unterstützung von größter Wichtigkeit. Geduld, Verständnis und Toleranz werden von den Betreuenden, Angehörigen und anderen Kontaktpersonen benötigt. Viel Einfühlungsvermögen wird gebraucht, um zu verstehen, ob der Patient die Nachricht, die ihm werden soll, auch in dem Sinn verstanden hat, der gemeint ist. Die Feinheiten, mit der wir in unserer Sprache durch Betonung oder Lautstärke etwas vermitteln, können sie nicht hören. Das heißt für uns, dass wir deutlich mehr auf unsere nonverbale Kommunikation achten müssen. Zuwendung heißt, sich dem Patienten auch körperlich zuzuwenden. Drehe ich ihm den Rücken zu und spreche mit lautester Stimme „Ich habe dich gern", so kommt dies nicht an. Schau ich ihn aber an, lächele und nehme vielleicht noch seine Hand (wenn für ihn Berührungen ohne Probleme sind), dann glaubt er mir eher, dass ich es so meine. Der Blickkontakt ist bei allen Tätigkeiten, die mit dem Patienten durchgeführt werden, außerordentlich wichtig. Er vermittelt ihm teilweise durch das Ablesen von den Lippen im Zusammenhang mit den Gesten und der Mimik, was die Kontaktperson sagen will. Ein weiteres wichtiges Kontaktmittel ist das Schreiben. Es kann aber niemals die Gefühle in der gleichen Form ausdrücken. Zum Schreiben eignen sich viele Mittel, vom einfachen Zettel bis hin zu Tafeln. Für ganz geschickte Patienten, die keine Angst haben vor der neuen Technik, gibt es auch kleine Schreibcomputer, die nicht zu viele Extras mitbringen.
Computer sind ein großer Segen, mit dem viele Barrieren der Sprach- und Hörbehinderungen überwunden werden können. Die Bedienung ist jedoch für die meisten der heute hörbehinderten alten Menschen

Zuwendung

noch zu kompliziert und mit zu viel Angst und Vorbehalten besetzt. Eine Möglichkeit der Kommunikation mit der Außenwelt (statt des Telefonierens) ist jedoch das Faxgerät. Das ist den meisten Patienten seit längerer Zeit bekannt und es ist nur eine Telefonnummer erforderlich. Eine Gebrauchsanleitung oder eine schriftliche Anweisung mit den benötigten Schritten neben dem Gerät erleichtert den Umgang. Hier gilt wiederum: Je weniger Funktionen ein Gerät hat, desto einfacher ist die Handhabung für den Patienten.
In den meisten Fällen besitzen auch Einkaufsmärkte, die Lebensmittel nach Hause liefern, ein Faxgerät, sodass hiermit eine Einkaufsmöglichkeit gegeben ist. Die wenigsten hörbehinderten Patienten gehen noch gern allein einkaufen. Die Menge an Geräuschen, die sie zum Teil ja noch wahrnehmen, stellt für sie eine Überforderung dar. Das gilt ebenfalls für Gruppenveranstaltungen, in denen mehrere Menschen gleichzeitig reden oder weitere Geräusche zu hören sind. Es ist auch nicht unbedingt ratsam, die ganze Familie mit allen Kindern gleichzeitig zum Besuch für mehrere Stunden mitzunehmen. Besser sind häufigere kurze Besuche mit einzelnen Kindern. Ein Kaffeekränzchen mit einer oder zwei Personen ist sinnvoll. Lebt der Patient eventuell in einer Einrichtung mit mehreren Menschen zusammen, so ist für ihn ein ruhiger Tisch mit wenigen ebenfalls ruhigen Mitmenschen meistens zweckmäßiger als ein aktiver größerer Tisch. Es ist für ihn entspannender, keinen sprachlichen Kontakt zu haben oder nur wenig, als wenn er sich zurückgesetzt und mit seiner Gesprächsarmut den anderen gegenüber minderwertig fühlt. Für diese Patienten ist ein Sitzplatz mit dem Rücken zur Wand sinnvoll. Sie hören nicht, wenn jemand hinter ihnen ist oder sie von hinten um etwas bittet. Das sollte stets beachtet werden, wenn Sie mit anderen Menschen zum Beispiel in ein Restaurant gehen oder zu anderen Veranstaltungen gehen.

Anpassung des Wohnraums

In der Wohnung selbst braucht nicht viel verändert zu werden. Schön ist es, wenn darauf geachtet wird, dass der Patient immer seinen Sitzplatz so hat, dass er alles sehen kann. Er braucht den Sichtkontakt zur Tür, damit er weiß, wann und wer ins Zimmer kommt. Er muss mitbekommen, was im Zimmer passiert. Auch in der Küche am Tisch sitzt er so, dass ihm der Teller von vorn gereicht wird.
Damit der Patient mitbekommt, dass es an der Tür klingelt, wird eine Lampe mit der Türklingel gekoppelt. Es wird darauf geachtet, dass die Lampe für den Patienten jederzeit wahrnehmbar ist. Sie wird zusätzlich im Schlafzimmer installiert, damit der Patient auch hier das Türklingeln wahrnehmen kann. Ein Spion an der Tür gibt ihm dann die Sicherheit, dass der Gast willkommen ist. Kennt er ihn nicht und hat Angst zu öffnen, kann man ihn darin bestärken, dass dies nicht unhöflich ist, sondern seiner eigenen Sicherheit dient. Gut ist es, wenn der Patient weiß, wann seine näheren Kontaktpersonen kommen, besonders wenn sie einen eigenen Schlüssel zur Wohnung nutzen. Schön ist es, wenn die Wohnung möglichst offen gestaltet ist, das

heißt wenn sie sehr übersichtlich ist und die Türen der einzelnen Zimmer nicht immer geschlossen sind.

Tagesgestaltung und Anpassung von Hilfsmitteln

Hörbehinderte Patienten haben viele Möglichkeiten, sich selbst zu beschäftigen, sie können viel lesen und somit durch Tageszeitungen am aktuellen Geschehen teilnehmen. Sie haben aber vielfach keine Auseinandersetzung mit anderen, keine Chance, mit ihnen ihre Gedanken zu besprechen oder ihre Meinungen gegenüber anderen zu überprüfen. Dafür können sie Aktivitäten wie Spiele, Handwerken, Basteln oder ähnliches gemeinsam mit anderen durchführen und so ihrem Einsamkeitsgefühl zeitweise entfliehen.

Beim Fernsehen besteht seit einiger Zeit die Möglichkeit, Untertitel zu Filmen zu zuschalten. Aktuelle Nachrichten werden auf einigen Kanälen für Hörgeschädigte ausgestrahlt. Für Patienten, die noch Teile des Hörvermögens besitzen, ist das Fernsehen mit Kopfhörer von großem Vorteil. Die heutigen Kopfhörer lassen sich kabellos am Hörer selbst einstellen, sodass der Patient nicht immer aufstehen muss. An den Kopfhörern besteht die direkte Toneinstellung nur für den Träger des Hörers. Das ist vor allem hilfreich, wenn es noch weitere Zuschauer gibt, die nicht schwerhörig sind, sie können in ihrer gewohnten Lautstärke weiterhören. Kopfhörer sind auch eine Alternative, wenn der Geräuschpegel andere zu stark belästigt.

Hörgeräte

Die *Hilfsmittel zum besseren Hören* sind für einen Großteil der Patienten ein Problem. Viele Patienten gehen erst sehr spät zum Ohrenarzt, sodass die Schwerhörigkeit schon weit fortgeschritten ist. Der Patient hat inzwischen schon eine Art Gewöhnung an die ihn umgebende Stille erreicht, ohne es selbst zu bemerken. In den meisten Fällen sind es Angehörige, die auf einen Arztbesuch drängen. Der Arzt verschreibt dann nach Bedarf ein Hörgerät, das von einem Akustiker angepasst werden muss. Die heutigen Hörgeräte sind sehr unterschiedlich in ihrer Qualität, Größe, Handhabung, in ihrem Tragekomfort und Preis. Das größte Problem ist jedoch die Akzeptanz der Patienten. Es gehört viel Geduld von beiden Seiten dazu, ein Hörgerät anzupassen, das der Patient dann später auch bereit ist zu tragen. Das plötzliche Hören ist für viele eine große Belastung. Sie können die einzelnen Töne nicht mehr zuordnen, besonders wenn mehrere Geräusche ein direktes Gespräch überdecken. Für einige bedeutet es eine so große Belastung, dass sie überhaupt kein Gerät tragen, andere schalten es einfach ab. Hinzu kommt dann die Handhabung der zum Teil sehr kleinen Geräte, die im oder am Ohr liegen und dort ja nicht behindern sollen. Mit ihren kleinen Schrauben und Schaltern sind sie häufig für die Patienten nicht selbst zu bedienen. Geräte, die einen Schalter außerhalb haben und die es heutzutage kabellos gibt, sind deshalb meistens von Vorteil. Leider sind sie für die wenigsten zu bezahlen, obwohl diese Geräte den größten Trageerfolg aufweisen. Für Patienten, die ein Hörgerät vollständig ablehnen, ist es trotzdem ratsam, einen direkten Verstärker zu besitzen. Diese Geräte, nur für einen kleinen direkten Kontakt eingesetzt, erleichtern in manchen Situationen die Kommunikation doch erheblich. Sie lassen sich einfach bedienen, da sie etwas größer sind, und sie können ohne Probleme kabellos nur im Bedarfsfall eingesetzt werden.

5.5 Rehabilitation bei Ernährungsproblemen

Ernährungsproblematiken sind bei den älteren Patienten von großer Bedeutung. Bei ihnen haben Fehl- oder Mangelernährung schnellere und weit reichendere Folgen. Besonders ein Flüssigkeitsmangel tritt überaus häufig auf. Ernährungsstörungen sind nicht ausschließlich bei allein lebenden Patienten zu finden. Eine genaue Untersuchung der Ursachen ist dringend notwendig, da es viele verdeckte Problematiken gibt. Mangelernährung und der Mangel an Flüssigkeit sind das größte Problem. Circa 60 % aller geriatrischen Patienten haben als Nebendiagnose eine Ernährungsproblematik.

Mangelernährung

Als Ernährungsproblem wird auch ein plötzlich starker Gewichtsverlust bei noch vorhandenem normalem Gewicht bezeichnet. Damit ist ein nicht beabsichtigter Verlust von mehr als 2 Kilogramm in der Woche, von mehr als 5 Kilogramm in einem Monat oder mehr als 8 Kilogramm in 3 Monaten gemeint. Bei solchen Verlusten muss ebenfalls frühzeitig eingegriffen und die Ursache ermittelt werden.

5.5.1 Ursachen der Ernährungsstörungen

Erst wenn die Ursachen der Störung genau definiert sind, hat eine Behandlung einen Sinn. Für die Festlegung bedarf es in jedem Fall die Untersuchung durch einen Arzt. Selbst wenn bei den Pflegenden oder Angehörigen der dringende Verdacht besteht, dass der Gewichtsverlust psychische Ursachen hat, so kann doch eine psychische Reaktion die Folge des bemerkten Kräfteverlustes sein und eine ernsthafte, noch nicht anderweitig sichtbare Krankheit sich dahinter verbergen. Der Arzt ist zusätzlich in der Verantwortung, zu klären, ob ein verändertes Essverhalten ausreicht oder ob er medikamentös eingreifen muss, um weitere körperliche Schäden zu vermeiden.

Erkrankungen, die Ernährungsstörungen auslösen können:

- Diabetes mellitus,
- COPD,
- Infekte,
- Erkrankungen im Magen-Darm-Bereich,
- Tumore im Mund-, Hals-, Magen- oder Darmbereich,
- Entzündungen im Mundbereich,
- schmerzende, fehlende oder wackelnde Zähne,
- Depressionen,
- Demenz,
- Lähmungen,
- Arthrose in den Schultergelenken,

- Rheuma in den Händen oder Armen,
- Sehstörungen,
- Alkoholismus,
- Nikotinabusus,
- Parkinson-Erkrankung,
- Schlaganfall,
- Hirnblutungen,
- Hirntumore,
- Allergien.

Psychische Faktoren:

- Einsamkeit,
- Suizidgedanken,
- Ängste,
- Lustlosigkeit am Essen,
- Zuwendungsgewinn,
- Trotz.

Andere beeinflussende Faktoren:

- Als erstes sind hier die körperlichen Einschränkungen zu nennen, sie sind von großer Bedeutung. Mit körperlichen Einschränkungen ist es in den meisten Fällen nicht möglich, selbst Lebensmittel einzukaufen oder sich die Nahrung zuzubereiten und zu essen. Körperliche Einschränkungen können allgemeine Schwäche nach einer Erkrankung sein, nach einem starken plötzlichen Gewichts- oder Muskelabbau oder eine körperliche Behinderung, ausgelöst durch zum Beispiel eine Fraktur.
- Eine fehlende, defekte oder schlecht sitzende Zahnprothese ist sehr häufig die Ursache für einen Ernährungsmangel. Das Problem, zum Zahnarzt zu gehen, erscheint unüberwindlich. Eine Veränderung des Kiefers tritt im Alter häufig auf.
- Weiterhin gibt es die Beschaffungsproblematik, sie setzt sich aus dem Geldmangel (real oder irreal), der oftmals nicht erreichbaren Einkaufsquelle, der körperlichen Fähigkeit und den veränderten Nahrungsmitteln zusammen.
- Veränderung des Geschmacks- und des Geruchssinns haben einen Verlust an Lustgewinn beim Essen zur Folge.
- Durch einen verringerten Speichelfluss (Entwässerungstabletten, geringe Trinkmenge) fällt die Verarbeitung der Nahrung im Mund schwer, das Schlucken ist anstrengend und die Nahrung erhält einen anderen Geschmack.
- Veränderung der Ernährung durch plötzlich notwendige Diät oder durch Fremdzubereitung.
- Folgeerscheinung von Medikamenteneinnahme: Nebenwirkungen wie Übelkeit, Magenschmerzen, Appetitlosigkeit, Nebenwirkung von sedierenden (beruhigenden) Psychopharmaka, entwässernde Tabletten.

5.5.2 Folgen der Ernährungsstörung

Bei mangelnder Ernährung kommt es zu einem starken Gewichtsverlust, der sich auch im Abbau der Muskulatur äußert. Die Patienten verlieren ihre Kraft und das führt zu einem Teufelskreis. Sie können ohne Kraft nicht selbstständig wieder genügend Nahrung zubereiten oder zu sich nehmen und verlieren so immer weiter an Kraft. Eine Veränderung des Spurenelemente-, Mineralstoff- und Vitaminhaushalts sowie der Energiezufuhr kann eine Reihe von Erkrankungen nach sich ziehen, zum Beispiel Depression, Nierenerkrankungen, Anämie, periphere Neuropathie, Immunschwäche. Hinzu kommen eine deutlich verschlechterte Wundheilung und Veränderungen in der Gedächtnisleistung. Stärkste Unterernährung kann bis zum Organversagen führen, da unser Körper generell eine Energiezufuhr braucht, um zu funktionieren.

5.5.3 Maßnahmen der Rehabilitation von Ernährungsstörungen

Bilanzierung

Sie ist die erste Maßnahme und beginnt mit der Festlegung des bestehenden Gewichts und der Größe des Patienten. Das Gewicht wird dann durch die Größe zum Quadrat (kg/m^2) geteilt. Der errechnete Wert ist der Body-Mass Index (BMI). Ein Index von 20–25 ist ein normales Maß. Als untergewichtig ist ein Patient zu bezeichnen, der einen Wert von 20–17 hat und als extrem untergewichtig bezeichnet man Patienten mit einem Wert unter 17.
Der BMI wird als Grundlage notiert und jeden Monat neu errechnet. Nun wird gemeinsam mit dem Patienten, und das ist extrem wichtig, um ihm nicht die Verantwortung aus den Händen zu nehmen, das Grundgewicht und das Datum sowie das nächste Wiegedatum notiert, das etwa eine Woche später liegen sollte. Ein zu frühes Wiegen ist oftmals frustrierend und ein zu spätes macht nicht deutlich, dass etwas an dem Programm nicht stimmt und es einer Veränderung der bisherigen Maßnahmen bedarf. Ebenfalls ist das vorherige Festlegen von erwünschten Gewichten an einem bestimmten Datum in meisten Fällen frustrierend. Der Patient muss sein Bedarfsgewicht kennen, sollte aber nicht mit bestimmten Daten unter Zwang gesetzt werden.

Anpassung der äußeren Bedingungen

- Das *Einkaufen der Nahrung* geschieht je nach Problematik. Entweder wird eine Einkaufshilfe organisiert, wofür sich Angehörige, Zivildienstleistende oder andere bereitwillige Personen eignen, oder die Lebensmittel werden bei einem zuverlässigen Markt bestellt. In jedem Fall muss es regelmäßig erfolgen, der Patient sollte nicht jedes Mal von neuem darum bitten müssen.
- Gegen eine *problematische Nahrungsaufnahme* aufgrund von Behinderungen wird das Geschirr und Besteck auf die jeweilgen

Bedürfnisse umgestellt, sodass der Patient wieder in der Lage ist, seine Nahrung eigenständig zu sich zu nehmen. Diese Hilfsmittel sind im Sanitätshaus erhältlich.

- Ein Zahnarztbesuch ist bei einer *Zahnproblematik* nicht zu verhindern. Gibt es niemanden aus dem direkten Umfeld, der den Patienten begleiten kann, so kann man in den Sozialstationen anrufen, um einen Begleitdienst zu organisieren. In den Pflegeeinrichtungen muss besonders darauf geachtet werden, dass die Prothese richtig sitzt. Gegebenenfalls muss ein Unterfüttern der Prothese durch den Zahnarzt erfolgen. Bei einigen Patienten reicht es schon aus, sie im Benutzen von Haftmittel zu unterweisen und ihnen den Zugang zu diesem Mittel zu erleichtern.
- Ist der Patient nicht mehr in der Lage, seine *Nahrung zuzubereiten*, auch nicht mit einer Hilfsperson gemeinsam, dann gibt es nur noch die Alternative, fertiges Essen zu bestellen. Hierfür eignen sich Tiefkühlfirmen, die tief gefrorene Nahrung vertreiben und ins Haus liefern. Sie haben den Vorteil, dass der Patient eine große Auswahl hat und je nach Größe seines eigenen Tiefkühlschranks eine größere Anzahl unterschiedlicher Speisen zur Verfügung hat. Für die Zubereitung wird dann nur noch eine Mikrowelle benötigt. Eine Alternative zur Tiefkühlkost ist das Bestellen von fertiger Kost über soziale Einrichtungen, die das Essen täglich frisch zubereiten und meistens in Thermoboxen von Zivildienstleistenden liefern lassen. Hier ist meistens eine Auswahl von vier bis fünf Gerichten möglich. Ein besonderer Vorteil gegenüber der Tiefkühlkost besteht darin, dass spezielle Kostformen bestellt werden können.
- Um wieder *Lust am Essen* zu erhalten, ist es notwendig, die Mahlzeit so zu gestalten, dass sie nicht nur schmecken, sondern auch die anderen Sinne befriedigt werden. Ein liebevoll gedeckter Tisch, schönes Geschirr, ein gemeinsam gekochtes Essen, etwas Musik bei der Herstellung, Zubereitungsgeräte, an die der Patient ohne Probleme herankommt, ein paar Blumen auf dem Tisch: Es sind der Phantasie keine Grenzen gesetzt. Ein schönes Getränk erleichtert die Nahrungsaufnahme und hilft, die benötigte Tagesmenge an Flüssigkeiten regelmäßig zu sich zu nehmen. Um dem Essen noch mehr Attraktivität zu geben und gleichzeitig den veränderten Geschmackssinn wieder etwas zu unterstützen, helfen vielfach frische Kräuter (Schnittlauch, Petersilie, Basilikum etc.), die auf Fensterbänken in kleinen Mengen gezogen werden können. Selbst wenn sie den Geschmackssinn nicht verbessern können, so hilft oftmals schon die Erinnerung und die Freude am dekorieren.
- Die *psychosoziale Unterstützung* ist ebenfalls von großer Bedeutung. Auch wenn nicht psychische Probleme ursächlich für die Ernährungsproblematik verantwortlich sind, so sind sie in fast allen Fällen eine zusätzliche Komponente. Die Einsamkeit der Patienten ist dabei das größte Problem. Allein vor dem Teller zu sitzen, macht keinen Spaß. Nur für sich selbst zu kochen, lohnt den Aufwand nicht. Hier ist die erste Frage: Wozu ist der Patient noch in der Lage, kann er das Haus noch verlassen? Wenn ja,

dann gibt es eine Reihe von Alternativen für ihn. Viele soziale Einrichtungen bieten einen verbilligten Mittagstisch an. Es gibt ebenfalls gemeinsame Frühstücks- oder Abendessen. Die meisten Alten- und Pflegeheime bieten an, dort mitzuessen. So erhalten die Patienten bereits einen Eindruck von der Einrichtung. Manchmal bilden sich sogar neue Freundschaften und ein Umzug in das Heim – falls er einmal notwendig wird – fällt dann nicht mehr so schwer. Gut ist es, wenn eine Bekannte oder Freundin den Patienten begleitet. Viele Patienten haben Vorbehalte oder Ängste, sich auf eine solche Gemeinschaft einzulassen. Oftmals wird solch eine Einrichtung fälschlicherweise als eine Art von Armenspeisung angesehen und dahin will man ja nicht gehören, das hat man ja nicht nötig. Diese Barrieren müssen in ruhigen Gesprächen und am besten mit begleitenden Personen überwunden werden. Ist ein Patient allerdings allein zuhause, so wird es oftmals sehr schwierig sein, ihn davon zu überzeugen, sein Essen regelmäßig zu sich zu nehmen. Manchmal können Nachbarn helfen, die sich zu einem gemeinsamen Essen einladen, manchmal kann in der Familie eine Regelung getroffen werden, bei der abwechselnd mit dem Patienten gegessen wird. Gelegentlich kann eine junge Mutter oder allein stehende Frau über eine Anzeige gefunden werden, die mit der Patientin regelmäßig kocht und isst. In jedem Fall ist es wichtig, dass sich der Patient wieder *selbst* entschließt zu essen. Hierbei ist die Entscheidung, was er isst, zweitrangig. Wenn er sich entschlossen hat, Nahrung zu sich zu nehmen, die ihm nicht gut tut – obwohl er ausreichend und in einer für ihn verständlichen Weise über die Folgen aufgeklärt worden ist – dann müssen wir das akzeptieren, da wir den Patienten andernfalls in eine völlige Ablehnung der Nahrung hineintreiben.

Ernährungsanpassung

Die Anpassung der Ernährung richtet sich nach den Bedürfnissen des Patienten. Es hat keinen Sinn, einem Patienten eine Ernährungsweise aufzuzwingen, die er nicht mag. Ist eine Nahrung für den Patienten absolut ungesund oder gefährlich, so wird mit ihm darüber gesprochen. Es werden Alternativen vorgeschlagen oder eine zusätzliche Form der Behandlung hinzugefügt.

Isst der Patient sehr gern Süßes und hat ein Diabetesproblem, so kann auf zuckerfreie Kost, auf Süßungsmittel wie Fruchtzucker oder Süßstoff und auf eine andere Anpassung seiner Medikamente umgestiegen werden. — Beispiel

Gemeinsam wird ein Ernährungsplan festgelegt. Er setzt sich zusammen aus der benötigten Nahrung, die dem Patienten schmeckt und bekommt, aus der benötigten Konsistenz, ob flüssig, breiig, passiert oder fest, und der Herstellungsart. Ebenfalls wird die Menge festgelegt, die der Patient überhaupt essen kann. Aus diesen Informationen wird sein Essen zusammengestellt, immer mit ihm gemeinsam. Er muss wissen, was er an diesem Tag essen wird. Die Nahrungsmengen müssen nicht in drei große Einheiten aufgeteilt werden, sondern in — Ernährungsplan mehrere kleine Mengen. Ein gut gefüllter Teller, dessen Inhalt der Patient nicht aufessen kann, vergällt die Lust am Essen. Die Nahrung sollte immer optisch schmackhaft angerichtet sein. Muss ein Patient passierte Kost zu sich nehmen und ist dazu auch bereit, müssen die einzelnen Komponenten des Essens nicht ineinander laufen. Selbst eine solche Ernährung kann mit etwas Phantasie optisch aufgewertet werden. Hierbei sollte ebenso an geschmackliche Abwechselung gedacht werden. Kein Patient möchte vier Tage denselben Geschmack auf der Zunge haben.

Kann ein Patient nicht genug Kalorien und die benötigten Nährwerte zu sich nehmen, so muss seine Nahrung aufgewertet werden. So lassen sich zum Beispiel Soßen, Kartoffelbrei oder auch andere Speisen wie Milchreis und Grießbrei mit Sahne zubereiten. Ein Sahnejoghurt ist inhaltsreicher als ein Magermilchjoghurt. Zusammen mit vitaminreichen Früchten kann ein Milchshake zubereitet werden.

Zusätzlich kann man in Apotheken sogenannte Supplemente bekommen. Sie enthalten in konzentrierter Pulverform Nährstoffe und Kalorien und werden der Nahrung zugegeben, zum Beispiel in einen Joghurt oder Quark gerührt. Ihr Gebrauch wird mit den Patienten abgestimmt, da sie die Konsistenz und den Geschmack leicht verändern können. In ähnlicher Form gibt es auch Zusätze, die wie ein Milchshake angerührt werden und meistens in den Geschmacksrichtungen Erdbeere, Vanille oder Schoko zu beziehen sind. Sie haben den Nachteil, dass sie von Patienten abgelehnt werden, die nicht so gern Süßes zu sich nehmen. Auf dem Markt sind ebenfalls Getränke, die auf so gut wie jeden Bedarf abgestimmt sind: hochkalorisch für Diabetiker, eiweißreich für Patienten mit Eiweißmangel, laktosefrei für Patienten mit einer Laktoseintoleranz.

Werden Nahrungsergänzungsmittel verwendet, wird darauf geachtet, dass sie nicht vor einer Hauptmahlzeit eingenommen werden, da sie ein Sättigungsgefühl erzeugen und somit eine normale Ernährung verhindern und nicht fördern.

Literatur

Becker C., Lindemann U. & Rißmann U. (2003). Sturzprophylaxe. Hannover: Vincentz.

Dammshäuser B. (2005). Bobath-Konzept in der Pflege. Grundlagen, Problemerkennung und Praxis. München: Urban & Fischer.

Deutsche Parkinson Vereinigung (dPV) (o. J.). Pflegehinweise für Parkinson-Patienten. Verlag Patient und Gesundheit e.K.

Norton C. (1999). Praxishandbuch – Pflege bei Inkontinenz. München, Jena: Urban & Fischer.

Runge M. & Rehfeld G. (1995). Geriatrische Rehabilitation im Therapeutischen Team. Esslingen: Thieme.

Schalch F. (1994). Schluckstörungen und Gesichtslähmung. Stuttgart, Jena, New York: Gustav Fischer.

Vohs M. & Winter I. (1999). Fachpflege Rehabilitation. München. Jena: Urban & Fischer.

Wettstein A., Conzelmann M. & Heiß H.W. (2001). Checkliste Geriatrie. 2. Auflage. Stuttgart: Thieme.

Stichwortverzeichnis

A

Akinese 52
Aktivierung 46
Akutgeriatrie 13
Anziehen 48
Anziehhilfen 28
Atemstörungen 61
Atemübungen 64
Ausscheidung 40
Ausziehen 51

B

Beinbeutel 74
Besuchsdienste 85
Blasenentleerungsstörung 67

D

Depressionen 18
Dispensern 90
Dranginkontinenz 56
Dyspnoe 61

E

Einsamkeit 18
Ergotherapie 16
Ernährungsberatung 17
Ernährungsplan 99
Ernährungsstörungen 95

F

Fazialisparese 39, 47
Folgeschäden 24

G

Gehirnschädigung 40
Geriatrie 12

H

Haltegriffe 27
Harnwegsinfekt 73
Hautpflege 46
Hemiparese 37
Herzerkrankungen 62
Hörgeräte 94
Hörstörungen 81, 91
Hüftprotektoren 33
Hypokinese 52

K

Katheterventil 74
Klingelmatte 33
Kolonmassage 80
Kontaktatmung 64
Kontinenzberatung 18
Kontinenzstörung 66
Körperpflege 47
Krankengymnastik 16

L

Lähmung 37
Logopädie 16
Luxation 26

M

Mobilisierung 26
Motorische Störungen 37
Mundpflege 46

N

Nahrungsergänzungsmittel 100
Neglect 38
Neuropsychologische Störungen 38

O

Obstipation 78

P

Parkinson-Syndrom 51
Psychische Belastungen 23
Psychische Störungen 38
Puschersyndrom 47

R

Rechtsanspruch 12
Rehabilitation 11
Restless-Legs-Syndrom 53
Rigor 52
Rollator 30

S

Schlaftablette 70
Sehstörungen 81
Spastik 36
Sprach- und Sprechstörungen 38

Stuhlinkontinenz 76
Sturzgefahr 22

T

Toilettentraining 71

U

Unterarmgehstützen 30

V

Vereinsamung 82

W

Wahrnehmungsstörungen 37
Wundversorgung 22